人生がラクになる　脳の練習

加藤俊徳

日経ビジネス人文庫

文庫化にあたって◎省エネ化された脳を活発に働かせよう

2020年以降、私たちの生活スタイルには大きな変化がありました。新型コロナウイルスの感染拡大に伴う行動制限を強いられて3年近く、実はこのことは脳の働きにも大きな影響を与えています。

- **自粛生活で「脳」は省エネ化を覚え、働きが限定化したため大きく劣化した**
- **元気な脳を取り戻すには、脳の働きを活発にする行動を意識的に取る必要がある**

まずはこの点をしっかりとご理解いただきたいと思います。

業種にもよりますが、リモートワークがメインで、出社するのは週に一、二度という働き方もいまでは珍しくありません。会議や打ち合わせも、オンラインで画面越しに行われることが当たり前になりました。

コロナ禍をきっかけに同僚や友人との「会食」がなくなった。自粛があけても、人と会うのが以前より億劫になっている。このような方も多いでしょう。

会社に行かない、旅行にも行かない、外食もしない……。こうした日常が続くと、体を動かす機会が大きく減り、人と話すことも少なくなります。未知の場所や店を訪れるという刺激もなくなります。

こうした**行動制限は、特に視覚と運動に関する脳の働きを大きく抑制**してしまうのです。

さらに、オンラインでの会話も脳への影響があります。リアルの会議では、その場の空気、ちょっとした相手の動きや表情によって、なにかしら伝わってくるものがありますが、オンラインではそうしたものがそぎ落とされてしまいます。結果、**人の感情を受け取る脳の働きが弱まる**のです。

これは、私が提唱する「脳番地」でいうと運動系、視覚系、伝達系、感情系が悪影響を受けたといえます（脳番地については序章で説明します）。

もう1つ、コロナ禍の中で脳に強い悪影響を与えたものがあります。マスクです。欧米などでは感染拡大の当初から、マスク着用の義務化に反対する声が多かったのですが、日本人はウイルスから自分を守り、人にうつさないためには当然と受け入れました。

すでに欧米ではほとんどの人がマスクを外しているのに対して、日本ではいまでも外出時には多くの人がマスクを着用しています。

マスクを着用し続けることで、脳がどんな影響を受けるのか。メカニズムを簡単に説明しましょう。

人は酸素を吸って生きています。マスクをつけると、酸素を取り入れることに抵抗が増し、体に取り込まれる酸素の量が減少します。その酸素摂取量の減少に合わせて、脳が無意識のうちに行動制限をかけるのです。

つまり、行動を制限しなさいといわれなくても、**マスクをしていると誰もが行動をしなくなる。これが脳の仕組み**です。

しかも、脳は酸素摂取量の減少に合わせて最小限の働きしかしないという形で、**脳**

全体を省エネ化させるのです。

マスクを外すと解放感を感じるとしたら、それは酸素摂取量の増加によって脳の働きが向上するという重要なメッセージでもあります。

それでは、マスクを外せば脳の働きはコロナ禍の前の状態に戻るのでしょうか。

残念ながら、そうではありません。コロナ禍の間に省エネ化が脳の働きとして習慣化されてしまったからです。

脳の働きを再び活発にさせることを意識して行動しなければ、以前の脳の働きのレベルに戻すことはできません。

コロナ禍は**私たちの肉体だけでなく、脳も大きくむしばんでしまった**のです。しかも、それを自覚できている人はほとんどいません。

脳を専門とする医師として、私はこの事態を憂慮し、現在ほど「脳の練習」が必要とされる時代はないと確信しています。**脳の凝り固まった状態（コリ）をほぐす「脳ストレッチ」**が重要なのです。

本書は2016年に刊行した『イヤな自分を1日で変える脳ストレッチ』（KADOKAWA）を文庫化したものです。

思いどおりにならないという悩みを乗り越えて人生をラクに生きるために、脳をどう働かせればよいかのヒントをまとめました。

文庫化にあたっては、省エネ化された脳の働きを活発にすることに役立つよう大幅加筆し、構成も変えてあります。

本書の「脳の練習」を参考に、ぜひあなたの元気な脳を取り戻してください。

2023年1月

脳内科医／「脳の学校」代表

加藤俊徳

はじめに◎脳に残る「悩み」の記憶

「いつも悩みが絶えない。悩みがなくなれば、もっと人生がラクになるのにな」

こんなことを思ったことはありませんか？

仕事での悩み、家庭での悩み、学校での悩み、健康についての悩み、容姿についての悩み……。世の中は、数えきれないほどの悩みであふれています。そんな悩みに、うんざりしながら毎日の生活を送っている人も多いのではないでしょうか。

私は「脳の学校」という脳の研究と診断を行う会社を運営し、ＭＲＩ脳画像から一人ひとりの脳を診断し、脳の成長を促すためのコンサルティングを行っています。

この仕事を通じて、若い人から年配の人まで、さまざまな人から話をうかがう機会があるのですが、いつも実感するのは、**人というのはいろいろなことがきっかけになって悩みを抱え込んでしまう**という事実です。

かくいう私も、若い頃からさまざまな悩みを抱え、苦しんできました。

たとえば、高校時代に抱え込んだ悩みは私にとって非常に深刻なもので、いまでもそのことを思い出すと体がキュッとしめつけられる感じがするのです。


あれは忘れもしない高校1年の秋のことでした。

朝の登校時、下駄箱のところでクラスメイトに会い、「おはよう」と挨拶をしたのです。ところが、そのクラスメイトは私の顔を一瞥《いちべつ》しただけで、無視して教室へ入っていきました。

たったそれだけのことですが、当時の私にはそれがすごくショックで、ひどく傷ついてしまったのです。

その後は**「自分はもしかして嫌われているかもしれない」という**ネガティブな思考に陥って、それ以降、ずっとモヤモヤと悩むようになってしまいました。

いまとなっては、ナイーブな思春期の1コマとして笑うこともできますが、当時は真剣に悩み、苦しみ続けたのです。

そのクラスメイトに悪気はなく朝急いでいて、私に気づかなかっただけで、私が過剰に反応しただけかもしれないと、現在は別なふうにも理解できます。ところが、**10代半ばの私は柔軟で多様な選択肢を持つことができませんでした。**

あれからすでに40年以上の年月が経過しました。もちろん、当時の悩みはすでに過去のものとなっています。それなのに、自分の脳から当時の記憶が完全に消えていないとわかり、驚いたことがあります。

数年前のことです。

高校時代の同窓会が開かれ、その席で挨拶を返してくれなかったクラスメイトを見かけました。するとその瞬間、30年以上も前の朝の下駄箱の光景が鮮明によみがえってきたのです。

このときに改めて、**悩みは人の脳に強烈な記憶を残す**ものなのだと認識することになりました。

はたから見たら、どうでもいいようなことと思うかもしれません。しかし、そんな物事に人は悩み、どうにかしたいと考え込んでしまいます。これが人間の脳の習性なのです。

では、「悩む」ことは私たちにとって有害なのでしょうか？

この問いに対する私の答えは、「有害ではない」です。

確かに、悩みを抱えるのはつらい。でも、悩みは私たちに、その後の人生をプラスにするためのチャンスを与えてくれるきっかけになることもあるのです。

人は悩みを抱えると、そこから解放されたいと思い、いろいろな方法を考えます。このとき、**脳は活発に働き、目の前の状況を乗り越えるため成長しようと必死**になります。つまり、「悩みとは成長するチャンスである」ともいえます。

「できない」と思って悩んでいたことが、自分の力で解決法を考えて実践した結果、「できる」ようになったとき、私たちはなんともいえない満足感に包まれます。

人間関係で悩んでいたのに、うまく対応したことで一気に悩みが解消されたときも、気持ちが軽やかになり、前向きな姿勢を持つことができるようになります。

私たちはさまざまなことで悩み、それを乗り越えた瞬間、新たな希望を感じて生きる力を得ていきます。こうしたポジティブな思いに浸れるのは、「悩み」というネガティブな要素があるからなのです。

とはいえ、気をつけてほしい点もあります。

それは「悩み」に完全にのみ込まれてはいけないということです。

どこかの段階で悩みに圧倒され、それを解消したいという気持ちを失ってしまうと、人間の脳はそこから抜け出すための方法を考えることをやめてしまいます。

こうなると悩みは深くなるばかりで、いつまで経ってもそこから抜け出せなくなってしまいます。こうした事態に陥ることだけは避けなくてはなりません。

本書では、あなたが悩みを抱えてしまったときに、どのように脳を使えば解消できるのかを紹介していきます。

読み進めていくうちに、「悩みというのは自分の脳がつくり出している」ことがわかってくると思います。

これが何を意味するかというと、**「脳の使い方を変えれば、悩まない脳に変わる。**

もっとラクに生きられる」ということです。

そうはいっても、いつになっても悩みを解消することができず、悩みにのみ込まれそうになってしまうこともあるかもしれません。

本書は、そうした状況に陥った際に実践できる方法についても詳しくふれているので、ぜひ参考にしてみてください。必ずあなたの救いとなる効果が出てくるはずです。

1つの悩みを乗り越えることで、人は必ず成長します。そしてまた、次の悩みに直面する。そのとき再び、その悩みを乗り越えていけばいいのです。

悩みを乗り越えた先には、脳の成長と生きる喜びが待つことを忘れないでください。このサイクルを繰り返すことで、脳をいつまでも元気な状態に保つことができます。

「悩みがあっても、悩むことはない」

一見、矛盾した言葉のようですが、これが**脳から生まれた悩みへの正しい考え方**なのです。

人間の脳は、驚くべき能力を秘めています。

これまで1万人以上の脳診断と治療をしてきた結果、私は、**脳が100歳になっても成長するパワーを持っていると**確信しています。そんな素晴らしい力を備えた脳を使わない手はありません。

このパワーをフル活用して、悩みを乗り越えて人生をラクにしていきましょう。

加藤俊徳

人生がラクになる　脳の練習　目次

序章

「脳番地」で考えれば「自分」がよくわかる

第1章 イヤな自分は「脳の練習」で変えられる

第2章 「やる気が出ない」がなくなる脳の練習

第3章 「できない」がなくなる脳の練習

第4章 「悩みグセ」がなくなる脳の練習

第5章 「伝わらない」がなくなる脳の練習

第6章 「決められない」がなくなる脳の練習

第7章 「イライラする」がなくなる脳の練習

第8章 「他人が怖い」がなくなる脳の練習

第9章
「忘れっぽい」がなくなる脳の練習

第10章

「コロナ後の劣化した脳」によく効く練習

終章

脳を成長させ続けるには「選択肢」をたくさん持つこと

イラスト◎草田みかん
校正◎内田翔
編集協力◎稲垣豊

序章

「脳番地」で考えれば「自分」がよくわかる

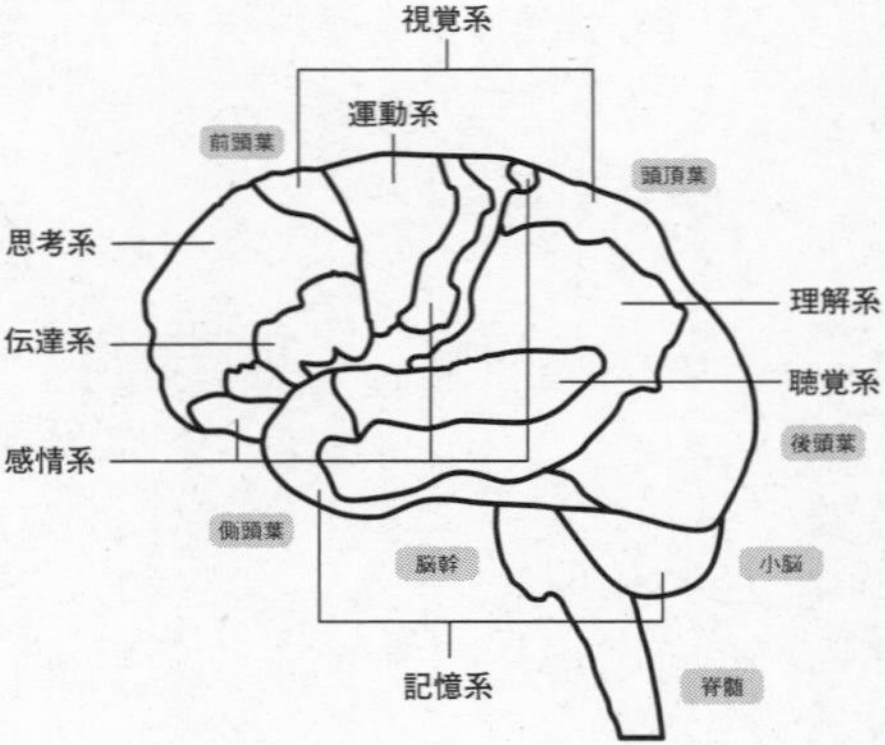

「脳番地」とは働きごとの「脳の地図」

本書には「**脳番地**」という言葉が随所に出てきます。これは私が提唱する概念で、簡単にいえば、働きごとに分けた「脳の地図」です。

人間の脳は、左脳と右脳に分かれていますが、さらに細分化していくと、左右の脳におよそ60ずつ、全体で120ほどの脳番地があります。これらの脳番地はエリアによって独自の働きを担っており、大別すると「**思考系**」「**感情系**」「**伝達系**」「**理解系**」「**運動系**」「**聴覚系**」「**視覚系**」「**記憶系**」の8つの系統に分類できます。

自分はどの脳番地がよく働いていそうか、日頃の行動を振り返りつつ読み進めてください。

①思考系脳番地――何かを考えるときに働く

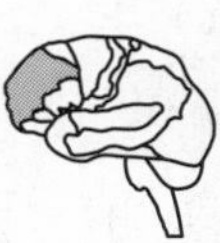

「脳の司令塔」的な存在が思考系脳番地です。左脳・右脳の前頭葉部分にあって、何かを考えるときに機能するものです。

思考系脳番地が発達している人は、**やる気があって、新しいことに挑戦する意欲や物事を的確に判断する力**に長けています。また、テキパキと判断することができ、面倒くさい気持ちにならずに行動することができます。さらに、いろいろなことに興味を持っています。

左脳側は言葉で具体的で正確な答えを出すために、右脳側は漠然としたやる気、強い意欲を生み出す場合に使われます。

この思考系脳番地は、理解系、記憶系の脳番地や聴覚系、視覚系、感情系という五感や感情を司る脳番地とも深いつながりがあり、**この脳番地が元気な状態であれば脳全体が活発化**します。

②感情系脳番地——喜怒哀楽などの感情を表すときに働く

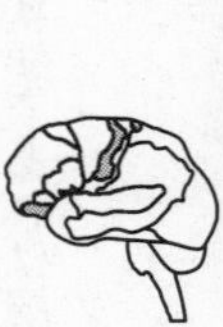

感情系脳番地は喜怒哀楽などの感情に関係するもので、この脳番地が発達していると、**人の気持ちに共感する**ことが得意で、**他人に対する受容性が高く**なります。**表情豊かで、気持ちを上手に表現できる**人も多いでしょう。

左右の側頭葉にある海馬に接する扁桃体に位置し、それ以外に前頭葉と頭頂葉の一部も関係します。

他の脳番地に大きな影響を与える脳番地で、特に記憶系・思考系と密接に関わっています。

左脳側は「自分は○○が好き（嫌い）」というように、自分の感情にかかわるもので、言葉を使った感情を担い、右脳側は「あの人はそういう気持ちなんだ」と漠然とした感情で、他者の表情やその場の雰囲気をキャッチする役割を果たします。

感情系脳番地の最大の特徴は**老化が遅く、生涯にわたり成長し続ける**こと。ＭＲＩ画像を見ても、１００歳まで生きたとしても成長を続けることがわかっています。

③伝達系脳番地――意思疎通を図るときに働く

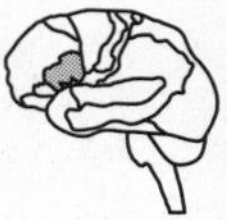

伝達系脳番地は、コミュニケーションによって意思疎通を図るときに働く脳番地です。コミュニケーションの範囲は広く、言葉によるものだけでなく、文字、身ぶりや手ぶりなど**「誰かに何かを伝える」**すべての行為がこの脳番地の働きです。

この脳番地が発達している人は、**人と話をすることが好き**で、さらに人前でプレゼンテーションやスピーチをすることなども苦になりません。自分の気持ちを上手に伝えることに長けているので、**人間関係を築くことも得意**でしょう。

頭の左右のこめかみの奥の位置にあり、脳の前頭葉に属し、左脳側は言語系コミュニケーション、右脳側は非言語系コミュニケーションの中枢です。

伝達系脳番地は、聴覚系脳番地や理解系脳番地と深い関係にあります。視覚系脳番地とも関連して、自分の話が伝わっているかを相手の表情から読み取る際などにも活発に働きます。

④ 理解系脳番地——情報を理解し、複数の情報をまとめて役立てるときに働く

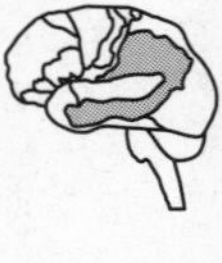

目や耳を通じて与えられた情報を理解し、複数の情報をまとめて役立てるために働くのが、理解系脳番地です。

この脳番地が発達している人は、**地図を読むことが得意**だったり、**相手が理解しやすいように話ができたり文章を書く**ことができます。また、注意力がすぐれていて、**人から「よく気がつくね」といわれる**ことも多いでしょう。

左右の側頭葉と頭頂葉にまたがって位置し、側頭葉にある聴覚系脳番地を取り囲むような格好で広く存在しています。

左脳側が文字や話し言葉などの言語情報を、右脳側が図形や映像などの非言語情報を主に処理します。

話をそのまま理解することに限らず、たとえば、物語を読んで登場人物の関係性を推測したり、会話の際に相手の話の内容を推し量るときにも、この理解系脳番地が活発に働いています。

⑤ 運動系脳番地——体を動かす行為に深く関連して働く

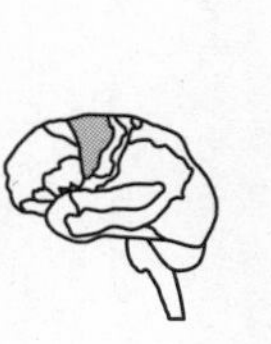

運動系脳番地は、**手、足、口、全身そのものの筋肉運動に関連**するもので、すべての脳番地の中でもっとも早くから成長し始めます。最初に運動系と感情系の一部が発達し、次に視覚系、聴覚系が、さらに記憶系、理解系、思考系が発達していくのが、人間の脳番地の一般的な成長過程です。

前頭葉の頂上から左右に帯状に第一次運動野があり、ここが運動系脳番地の中心になります（運動系の働きには小脳と大脳基底核も関与しています）。

この脳番地が発達している人は、**素早く動ける、両手が使える、長く仕事をしても疲れない、フットワークがいい、器用**であるなどの特徴があります。口を動かすことも運動の1つなので、**滑舌がよい**人もこの脳番地が発達しているといえます。

スポーツだけでなく、ピアノを弾くなどの際にも運動系が働きます。そのときには楽譜を見る（視覚系）、鍵盤にふれる（運動系）、弾いた音を耳で確かめる（聴覚系）など、複数の脳番地が使われます。

⑥ 聴覚系脳番地——耳で聞いたことを脳に集積させるときに働く

聴覚系脳番地は左右の耳の内側部に位置して、耳で聞いたことを脳に集積させる働きをします。**ラジオが好き**な人や、**小さい音でも聞き取る**力が強い人はこの脳番地が発達しているといえるでしょう。実は、**音読や話が上手**な人も聴覚系が発達しています。聞く力があるからこそ、相手に話す力がアップするのです。

左脳側は主に言語系の聞き取りに使われ、右脳側は非言語系の音声や周囲の音などに注意を払うときに使われます。たとえば、ある歌が流れてきたとき、主に右脳側で旋律を追って、左脳側で歌詞を聞き取るという働きです。

この脳番地は理解系や記憶系の脳番地と連携して、**聞いたことを加工、蓄積する働きをサポート**しています。目と違い、耳には「まぶた」がないために、朝から夜までずっと環境音にさらされて働きます。しかし、疲れたり眠くなったりすると「聞きたい」動機が弱まるため、聴覚系とほかの脳番地とがうまく連携しません。半分眠った状態で返事だけしていた話を、翌日すっかり忘れてしまうのはそのためです。

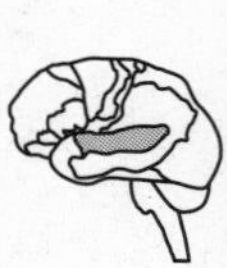

⑦ 視覚系脳番地——目で見たことを脳に集積させるときに働く

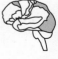

視覚系脳番地は、目で見たことを脳に集積させる働きをします。後頭葉にあるほか、前頭葉にもあります。左脳側は言語系で、主に文字を読むのに使われ、右脳側は画像や映像など、非言語系のものを見る際に使われます。

MRIでこの脳番地を観察すると、およそ10人に7人は左脳側がより発達した「言語系人間」で、いわゆる勉強ができる人のほとんどはこのタイプです。

本や新聞をスラスラ読める人、**「間違い探し」が得意**な人、**人ごみでも人にぶつからずに歩ける**人は、この脳番地が発達しているといえます。また、いわゆる**「空気が読める人」**も、相手の表情が読み取れるという意味でこの脳番地が発達しています。

この脳番地の特徴は、**「見る」「動きを捉える」「目利きをする」**の3つの働きに分類できるということです。目利きとは、ものの違いを見分けるだけでなく、そのものの良し悪しを判断する働きで、これにはある程度の人生経験が必要でしょう。

⑧ 記憶系脳番地――情報を蓄積し、覚えたり思い出したりするときに働く

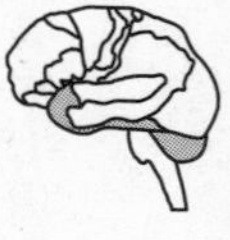

脳の左右にある側頭葉内側部に記憶の形成・蓄積に深く関係する海馬があり、記憶系脳番地はこの海馬とその周囲に位置します。情報を蓄積し、覚えたり思い出したりする際に機能する脳番地です。主に左脳側は言語系の記憶、右脳側は映像など非言語系の記憶を担います。この脳番地が発達している人は、一度聞いたことを**忘れにくい**、**昔のことをよく覚えている**、**忘れ物が少ない**、**約束事の期日を守れる**などの特徴があります。また、いわゆる「オタク」と呼ばれる人たちは、自分の好きな分野の記憶を収集していくことで知識を増やしていくので、この脳番地が発達しているといえます。

記憶には、学びによる**「知識の記憶」**と、人生経験による**「エピソード（出来事）の記憶」**があります。前者は思考系脳番地と、後者は感情系脳番地と密に関係します。

さらに、将来の夢といった**「未来の記憶」**と呼べるものも記憶系脳番地を刺激します。意外かもしれませんが、**未来を思い描くことが記憶力の強化**につながるというわけです。

脳の特徴①脳には「個性」がある

8つの「脳番地」で大まかな脳の働きはご理解いただけたでしょう。自分がどの脳番地が強いか大まかにわかった方も多いはずです。

次に脳の3つの重要な特徴を説明しましょう。

脳の形はみんな同じなのに、人それぞれに考え方は違います。育った環境や頭の使い方の差もありますが、それ以上に脳には「個性」があるからです。

大脳にある脳番地は「皮質」と「白質」で構成されています。皮質は神経細胞の集まり、白質は神経線維の集まりです。神経細胞と神経線維が成長すると、白質が太くなり、皮質の表面積が拡大します。私はこれを樹木になぞらえて**「脳の枝ぶり」**と呼んでいます。子どもから大人になる過程で、脳番地は多くの情報を獲得し、枝を発達させ、ほかの脳番地とつながろうとぐんぐん伸びます。

その**成長の順番や成長の形（枝ぶりの太さ）は人によって違い**があり、脳の「個性」になるというわけです。

脳の特徴②脳番地は連携プレーで働く

８つの脳番地のうち、感情系、理解系、聴覚系、視覚系、記憶系は外部から情報を取り入れる、インプット型です。思考系、感情系、伝達系、運動系は情報を処理・加工して表現するアウトプット型です（感情系はインプットとアウトプットの両方を担います）。

ここまで述べてきたように、脳番地は、ほとんどの場合、単独で働くわけではありません。

文章を手で書くときは、目で文字を読んで、誤字がないか、きれいに書けているか、意味が通じるかなど視覚系・理解系・記憶系の脳番地を活用します。**ゴルフで芝目を読むときは、視覚系と理解系の脳番地が同時に機能**しています。

このように、複数の脳番地の連携プレーによって成り立っているのが脳の働きです。こうした**連携をうまく活用することができれば、脳番地を組み合わせて鍛えること**ができます。

脳の特徴③人にはそれぞれ休眠中の脳番地がある

脳のMRI画像を見ると、赤ちゃんの脳は「枝ぶり」がほとんど発達しておらず、未発達な「休眠中」の脳番地が多くあります。一方、大人の脳は脳番地同士の結びつき、すなわち脳内ネットワークが発達していますが、もちろん、**大人の脳も未熟な部分が多く存在**しています。

休眠中の脳番地には未熟な神経細胞がたくさんあり、私はこの細胞を「潜在能力細胞」と呼んでいます。

潜在能力という言葉を使うのは、成長の可能性を秘めているからです。ここに**刺激、つまり成長に必要とされる情報を与えれば、これまで発揮されなかった能力を使える**ようになります。

そのためにもそれぞれの脳番地がどのような働きをするのか、自分の脳番地の成長している部分、眠っている部分、眠っている部分の鍛え方を知ることが大事なのです。

右脳と左脳① 感覚的な右脳、言語的な左脳

序章の最後に、関心のある方が多い右脳と左脳について説明しましょう。

最近は普段の会話でも、右脳と左脳の特徴について口にする人が増えたという印象を受けます。両者の違いとしては、「右脳は感覚的な働き」をし、「左脳は言語的な働き」をすると考えてください。

右脳は、周囲の環境の情報を取り込むために活発に機能している「環境脳」であると捉えてもいいでしょう。

一方、**左脳は**「言語脳」ともいわれます。**左脳の働きによって言葉を組み立て、自覚的に自分の言葉で意味のある情報を発信**することができるようになるのです。

右脳も左脳も、それぞれが重要な役目を果たしており、どちらかが偏って発達するとアンバランスな状況が生まれてしまいます。

事実、自閉傾向がある人を見ると、右脳がしっかりと働いていないことがわかります。

右脳と左脳②「勉強ができる人」は左脳が発達

子どもの頃は通常、環境脳である右脳が育つ時期なのですが、**親が教育熱心で早いうちから勉強をさせると、右脳の成長が不十分なまま、言語脳である左脳が育ってしまう**可能性があります。

仮に、左脳ばかりが育ってしまうと、外の環境からの情報を取り入れる能力が育ちません。ところが、勉強の成績を上げる場合にはこの状態はプラスに働くのです。外の環境に影響されることがなければ、自分のことだけに没頭できます。他人の存在を感知するセンサーも作動しないので、友人たちからの誘いに惑わされることもありません。

実際のところ、超エリート校に通っている人たちの脳は、左脳がやたらと発達している場合が多いのです。

しかし、問題は、彼らが社会に出た後に起こります。

右脳と左脳③大切なのはバランス

左脳が発達していることは勉強する際には都合がいいですが、学校を出て社会に出ると、状況がまったく変わってくるのです。

実社会では、どうしても他人と関わらないと仕事ができません。この段階で、**勉強脳（左脳）型から社会人脳（右脳）型に変換**しなくてはならないのですが、これを瞬時にできる人は多くありません。就職してからも勉強脳にしがみついていると、他者とのやり取りが少なくなり、実社会での適応力が育ちません。すると本人は、そんな自分に悩むようになり、早くに会社を辞めてしまったりするのです。

当たり前ですが、**右脳も左脳も、人が社会の中で円滑に生きるために重要な役割**を果たしています。どちらかに偏るのではなく、バランスよく成長させていくように心がけることが必要です。そのための方法も、ぜひ本書で学んでください。

※ここでは拙著『脳の強化書』（あさ出版）、『脳とココロのしくみ入門』（朝日新聞出版）なども参考に脳の概要を説明しました。脳の働きをより深く知りたい方はそちらもご参照ください。

第1章

イヤな自分は「脳の練習」で変えられる

ダメ浪人生だった私を変えた「脳の練習」

最初に、私自身のエピソードを紹介しましょう。**使っていなかった脳を働かせたことで思考が変わり、かけがえのない変化を体験**できた話です。

いまから40年以上も前、2度目の医学部受験に失敗した私は、ひょんなことから滝行することを決意しました。19歳の春のことです。

母親の妹、つまり叔母が、突然「あなたは滝に打たれたほうがいい」と言い出したことがきっかけでした。

思いもよらない提案に驚いて、理由を尋ねると「信用できる人に聞いてきた」というのです。

その話を聞いたとき、すぐに「え、本当？」と思いました。最初は真剣に耳を傾けませんでしたが、「滝行」という行為が、自分の脳にどんな〝効き目〟を与えるのかに興味を覚え、「何かこれまでとは変えなければ」と思っていたこともあり、踏ん切りをつけて「よし、やってみよう！」と前向きになっていったのです。

当時、2浪目が決まった私は、故郷・新潟から叔父や叔母が住む東京に出てきて2年目となり、もう後がないという思いでした。

当初は叔父が所有していた両国のマンションの一室に住まわせてもらっていました。しかし、思わぬ誤算が生じます。

両国という土地柄のため、町中で力士の姿を見かけることが多く、私はいつしか相撲のことばかり考えるようになり、勉強に集中することができなくなってしまったのです。いま考えても、その頃の私は本当に「ダメ浪人生」だったと思います。

そこで私は、両国を出て同じ都内の神田神保町に引っ越すことにしました。現在は駐車場になっていますが、古本屋街のど真ん中にある3畳1間のアパートが私の新たな住み家になったのです。

神保町に引っ越した理由も、いま思えばかなり安直。

当時の私の不得意科目である国語と英語を克服するために、「孟母三遷」効果が得られると考えて、神保町で本屋に囲まれた生活を送り、そこから何かを吸収して国語と英語の成績を上げようと考えたのです。

突然の「滝行」へのチャレンジ

滝行の話を持ち出されたのは、神保町に引っ越してしばらくしてからです。

「本当かなあ?」と感じながら、結局、滝行をするようになったのには、もう1つ理由があります。

私が高校まで住んでいた新潟の実家の近所に修験者がおり、小さい頃から自然にまつわる信仰に慣れ親しんでいたという背景があったのです。

私の地元は、越後国一宮といわれる弥彦神社があるところなので、信仰心の厚い地域といえます。そうしたことから、最初は多少の抵抗がありながらも滝行と聞いて、「ちょっとやってみようかな」と思ったのです。

しかも根が体育会系なので、滝行を一種の「脳の練習」と受け取ってしまう下地が私にはありました。

私は中学3年生の頃まで、陸上競技のために全身のすべての筋肉を鍛えることに真剣に取り組んでいました。祖父に頼んで、実家の小屋の屋根を使って特製の鉄棒までつくってもらい、独自のトレーニング法を編み出していました。

このように**自分を鍛えるトレーニングにはこだわりを持っていた**ので、修行というものにチャレンジしてみたいあこがれがありました。

そこに、本当に滝行という話が舞い込んできたというわけです。

思い立ったら、あとは実行に移すのみ。

いろいろ調べた結果、私がたどり着いたのは、東京・八王子市の高尾山中にある蛇《じゃ》滝《たき》という水行道場です。

ここで私は約40日間、毎日滝に打たれ続けることになります。そしてこの行動が、その後の私に大きな変化をもたらすのです。

「暗く狭い世界」から解放された

私は中学生までは陸上に打ち込んでいて、暗くなるまで体を動かして練習に励む毎日でしたが、高校入学と同時に医学部進学を決心すると、スポーツは一切やめて、来る日も来る日も机に向かうだけの日々を過ごしていました。

浪人1年目の頃には、狭い世界に閉じこもっている私を見た母親から「この5年くらい、あなたが笑った顔を見たことがない」といわれるくらい、**「ネガティブオーラ」に包まれていました。**

ところが、ひょんなことから滝行を始めたところ、暗く狭い世界から一気に開かれた世界へと、自分を解き放つことにつながっていったのです。

最初に私に現れた変化は、人とのコミュニケーションを図れるようになったことです。

まずは滝行の作法を学ぶために、高尾山薬王院の僧侶との会話が生まれました。

1日目が無事に終わると、次の日から私はアパートから最寄り駅の御茶ノ水駅で中央線の始発に乗り、毎日、蛇滝に通いました。

滝というのは、そばに近寄ってみると驚くほど大きな水音を立てているものです。私はまず、そのことに衝撃的な驚きを感じました。

しかも、滝の水量というのは毎日変わり、行くたびに印象が変わるのです。

そうした変化を目の当たりにすることで、**世の中の物事は刻一刻と変わるということを肌で知る**ことができました。

1週間ほどが経過した頃、浪人生が毎日滝に打たれているという話をどこからか聞きつけた読売新聞の記者が、私に話を聞きたいといって蛇滝にまでやってきたのです。

その後しばらくして、私のことを取り上げた記事が読売新聞の日曜版に掲載されました。

2週間で私の身に起こった大変化

1週間前までは、一日中部屋に引きこもっているだけの浪人生の自分。それが、**外に1歩出た途端、次から次へと変化が訪れ、目まぐるしく物事が動いていく……。**

私はその状況に、ただただ圧倒されるばかりでした。

滝行を始めて2週間もすると、私と同じように滝行をしている人たちと顔見知りになっていきます。

19歳だった私は最年少だったため、いろいろな人が珍しがって話しかけてくれました。

「若いのに毎日頑張ってるね」

「あなたにはきっと大きな悩みがあるんだろうね」

こんなことをいって、私のことを気にかけてくれます。

また、次のようなことをいってくれる人もいました。

「君は、実に素晴らしい人相をしているよ。このままうぬぼれなければ、なんでもできる人間になれるよ」

いま思えば、私を元気づけるための方便だったかもしれません。

しかし、「どうしても医者になる！」という強い志と熱い気持ちを内在させつつ、思いどおりに前に進めないふさぎこみがちな当時の私にとって、ポジティブなことをいってくれる人の存在は本当にありがたいものでした。

そんな言葉を投げかけられると、「まわりの人には、自分の志が透けて見えるのかな」などと都合よく解釈し、心の糧にしていたものです。

ほかにも「滝に打たれれば大学だって受かるよ」といってくれる人も何人かいて、そんな人たちとふれ合うことで、毎日出かけていくのが楽しくなっていきました。

ポジティブな方向に思考が転換

私の中で、確実に大きな変化が起きていました。滝に打たれ、そこに集う人たちと会話を交わすうちに、気持ちが前向きになっていったのです。

「このまま志を失わなければ、絶対に自分の夢をかなえられる」

浪人2年目という逆境にありながら、いつしか私は**「滝に打たれつつ勉強を続けていけば、絶対に受かる」**という、ポジティブな考え方に自らの思考を転換することができるようになっていました。

それまでは、いつもネガティブなことばかり考えていて、思考も停止しているかのような人間だったのに、滝に打たれているうちにこうした気持ちの転換を受け入れるほどの余裕ができていたのです。これは正直、驚きの発見でした。

さらに、「真夜中のほうが、より厳しい修行だ」と聞き、丑三つ時にも滝に打たれに行きました。真夜中の2時に誰もいない山道を1人で歩き、岩場に囲まれた滝場に向かうのです。どうかすると幽霊（！）が出てきてもおかしくないような状況での滝行は、いま考えると、医学部受験より乗り越えるのが困難だった部分もありました。

滝行をするようになって3週間ほどが過ぎた頃に、模擬試験を受けました。そのとき、ひっかけ問題が出題されたのですが、不思議なことに私はそのひっかけにすぐに気がつき、いつもとは違った考え方でその問題に取り組むことができたのです。

おそらく、私にはもともと十分な学力が備わっていたのだと思います。しかし、**私の頭は雑念で凝り固まっていたため、実力を発揮することができなかったのでしょう**。

たった1問のことですが、ひっかけ問題に気がついて別の方法で問題が解けたことは、私に大きな自信と気持ちの余裕を与えてくれました。

そうこうするうちに、予備校の授業が楽しくなりました。しかも、苦手で手も足も出なかった古典の授業が楽しくなったのです。

「医学と古典は関係ないだろう」と敬遠していたのに、予備校講師のK先生の授業で宮本武蔵の修行の話を聞いたことで古典と滝行がリンクし、のめり込んでしまったのです。

〝頭の中〟が徐々にほぐれていく

気持ちの余裕は、その後も私の中に広がっていきます。

ある日、いつものように滝に打たれていると、薬王院の女性の導師が私に声をかけてきました。「加藤さん、あなたがニコッとしたら、女の子はみんなコロっていっちゃうから、女の子にニコニコしたらダメよ」

彼女にしてみたら、若者に女心を教えることで少し刺激してみてやろうと思っただけなのかもしれません。しかし、こちらは19歳の若者です。そんなことをいわれて、悪い気はしません。

少しだけうぬぼれた気持ちになり、「自分はそう見られることもあるのか」と、気分がかなりよくなりました。浪人生の身にとって、異性の存在は邪魔なだけだと思っていましたが、「そういうことにも少しは興味を持っていいんだ」と思えるようになったのです。

浪人生活を〝修行〟と捉え、狭い考えに凝り固まっていた私の頭の中が、徐々にほぐされていくようでした。

滝行という本物の修行をしていくうちに、逆に考え方が解きほぐされていくのですから、不思議なものです。

約40日間の滝行が終わると、私の気持ちは完全に変わっていました。

7月に入ると、苦もなく勉強に集中できるようになっていきました。滝行をすることによって、私はかけがえのない変化を経験することができたのです。

滝行の経験はかたくなな自分の考えが少し柔軟になるなどさまざまな変化をもたらしました。以前は、受験のことしか頭になかった私ですが、徐々に人の話にも耳を傾けられるようになり、物事を多角的に見られるようになっていったのです。

それまでは、自分が悩んでいることとさえ気づかない状態でした。

その後は漠然としたあせりもなくなり、自分のことを冷静に観察できるように変化していきました。

滝に打たれて「ネガティブオーラ」が消えた理由

滝行によって、さまざまなポジティブな変化を得られた私ですが、いま脳の研究者として考えると、**あの変化は「起こるべくして起こった」**とわかります。

あの頃の私は、予備校に行けば受験という特定の話題しか耳にすることがない世界に、どっぷりつかっていました。

ところが滝行を始めてからは、受験勉強とはまったく関係のない人たちと話をすることになり、**それまで一切使っていなかった脳が動き出すことになった**のです。

これにより、私の思考は少しずつ変わっていくことになったと説明できます。

実際、滝場に行くと、ちょっと風変わりな人たちがたくさんいました。

彼らの語る話はどれも興味深いもので、その時間は私にとって〝異次元〟の世界に迷い込んだような感覚でした。

そんな世界に毎日足を踏み入れているうちに、自分の中で変化が起きたのです。

結局は、滝に打たれたことによって変わったというよりも、**それまでとは違った場所に身を置き、多くの人と時間を過ごしたことが変化をもたらした**わけです。

人というのは、心に迷いを抱えてしまうと動けなくなる動物です。こうなると、どんどん内向きになって悩み始めます。

こんなときには、いま自分のいる場所から動いてみることです。

動くといっても、別に遠くのどこかへ行く必要はありません。家の近くを散歩するといった程度のことでかまいません。

まずは動くこと、家から出てみること、これが非常に大切です。

いまの場所から動くことで脳に新たな情報が入り、脳の働きが変わるのです。

わずかな日常行動の変化が脳へのバタフライ効果を引き起こす

振り返ると、10代最後の滝行は、私自身の脳にその後大きな変化をもたらすことになりました。

私は、しばしば自分の脳画像を自分で診断しますが、10代にひらがな音読さえスラスラできなかった私が、その後、100冊以上の書籍を出版したり、30歳で書いた英語論文はいまだに最先端の脳科学分野で引用されている現実は、この滝行の頃に始まったと考えられます。

バタフライ効果という言葉をご存じでしょうか。

1972年に、気象学者のエドワード・ローレンツ博士が行った講演のタイトル「予測可能性：ブラジルの1匹の蝶の羽ばたきはテキサスで竜巻を引き起こすか？」（※）に由来するといわれています。

ローレンツ博士は、力学系の状態にわずかな変化が生じることで、その後の系の状態が大きく異なってしまうという現象が起こるバタフライ効果を示しました。

人の脳は、閉じた1つの生物物理的システムであると考えることができます。ですから、120以上の脳番地からなる**脳の一部に小さな変化が起こったときに、それは、無限の脳内ネットワークへとつながって、成長発展**が生じていきます。

私は、人が個性的な脳に成長していく仕組みは、遺伝的な要因をベースにしながらも、環境と自律性によって、脳内バタフライ効果が加わることを前提に構成されていると考えています。

このように考えると、**今日1日の小さな出来事やきっかけが大きく脳を変えて、その人の人生を左右していく**ことが予想できるでしょう。

いまから始める「腕立て伏せ」や「街のゴミ拾い」が、いずれ社会の変化をもたらすだけでなく、自分の脳を大きく成長させることにつながる可能性があるというわけです。

1つの例をご紹介しましょう。

２０１９年12月1日に日本テレビで放送された「誰も知らない明石家さんま 第5弾」というテレビ番組があります。この番組で、私は、明石家さんまさんの適職を「画商」と診断しました。これをきっかけにさんまさんが名もなき未来の画家たちを発掘するプロジェクトが始まったのです。そして、この番組で発掘され人生を変えたアーティストが出現しています。

私が行ったたった1つの脳診断が、将来的に世界のアートシーンを変える可能性もある。これもまたバタフライ効果の事例といって差し支えないでしょう。

※Predictability: Does the Flap of a Butterfly's Wings in Brazil Set Off a Tornado in Texas? by Edward N. Lorenz Presented before the American Association for the Advancement of Science, December 29, 1972

悩んでしまったら、まず体を動かそう

私は、医師の立場で引きこもりの患者さんを診ることもあります。その際にいつもすすめているのは、**ほんの短い時間でもいいから家の外に出る**ことです。

私の知り合いにも、一時期、登校拒否になり、さらにそれが悪化して引きこもりがちになってしまった高校生がいました。両親は相当に悩み、どうしたらいいかといろいろと考えたそうです。

親以上に悩んでいたのが、子ども本人でした。しばらく引きこもりを続けたのですが、事態を打開させたいと思ったのでしょう。ある日、近所のお寿司屋さんでアルバイトを始めるようになりました。これを聞いたとき、私は「ああ、もう大丈夫だな」と直感しました。

部屋を出ることから挑戦して、どうにか家から出るところまでたどり着き、ようやく週に3回ほど、お寿司屋さんでアルバイトができるようになりました。

とはいえ、状況が完全に改善したわけではありません。アルバイトには出ることができても、家に帰ってくるとすぐに部屋に引きこもる生活が続いたようです。特に出かけることもないので、アルバイト代は貯まる一方でした。

結果的にこれが功を奏したようで、彼はお金を貯めるという行為にすごく興味を持ち始めました。すると、お金をもっと稼ぐために、外にもっと出ていって働きたいと思うようになったのです。

このケースのポイントは、最初にお寿司屋さんという場所を選んだことでしょう。お寿司屋さんとなれば、いやでもお客さんと会話を交わさなくてはなりません。引きこもっていた彼にとって、人と話をするのは大変なことだったと思います。しかし、彼は決まっていることをそのとおりにやるのは得意でした。つまり、マニュアル対応で接客をすることで、少しずつ自然にお客さんと接することができるようになったのです。

お寿司屋さんのアルバイトがきっかけで、自分から積極的に外に出られるようになり、いまでは自分で起業したいと考えるほど活発に動きまわっています。

引きこもりとまでいかなくても、気持ちが沈んで元気が出ない状況は、誰もが経験するはずです。このときに大切なのは、とにかく自分の体を動かすことです。人間もしょせんは動物なのだということを忘れずに、**体を動かすことで自動的に脳に刺激を与えてみてください。**

見えてくる景色が少しでも変われば、間違いなく脳はそれまでと違った動きを始めます。そうした変化を促すことで、自然と気持ちもラクになっていきます。

体を動かすことが、脳番地を活性化させて脳全体へのバタフライ効果を引き起こすもっとも簡単な方法なのです。

第2章

「やる気が出ない」がなくなる脳の練習

悩みは脳を成長させるよいチャンス

この章からは、悩みを解消する具体的なヒントを紹介していきます。

最初に、改めて悩みについて考えてみましょう。

悩みを抱えている人に共通するのは、「思考を司る脳（思考系脳番地）ばかりを使っている」ということです。こうなると、脳の同じところで堂々めぐりのように考え続け、答えを見出せないまま深みにはまっていきます。

悩みを抱え込むようになると、外から新しい情報を取り入れることができなくなり、ますます内向きになっていくのです。こうした内向きの思考回路のせいで、脳を変えるバタフライ効果が起こりにくくなることが、悩みそのものの原因といえます。

別の視点から「悩み」を分析してみると、「物事を自分の脳で思うように解決できない」ことが悩みになっていると捉えることもできます。

たとえば、人と上手にコミュニケーションが取りたいのに取れないとか、仕事でいい結果を出したいのに出せないといったことがいまの自分の脳ではできないわけです。

悩みを抱えている状態は、愉快なものではありません。しかし、人間は生きている以上、自分の思いどおりにならない現実にも向き合わなくてはなりません。**悩みと上手につき合う方法を見つけ出し、自分を苦しめないようにする**ことが大切なのです。

そこで重要になるのが、「悩みに対するあなた自身の姿勢」です。

悩んでいる間というのはとても不安な時間ですが、実は、悩みは自分の脳を変えるためのよいチャンスでもあると考えるのです。

悩める人ほど、脳を使うチャレンジを繰り返し、問題を解決しようと努力します。

悩みというのは解決できないイヤなことが頭の中をグルグルする状態です。しかし、脳が活発な動きをしようとしても、解決できる答えが見つからない場合には、断続的にその悩みの答えを探し続けるのです。

つまり、**「悩むこと自体が脳を使う練習」**で、決してムダなことではありません。

悩みを抱え、それを克服しようと考えている人には、「脳を伸ばす」可能性が秘められている。こう考えることが、悩みと向き合う第一歩です。

「一点をじっと見ているとき」は要注意

私は35年間、ＭＲＩ脳画像を通じて脳を診断し、治療を行ってきました。その経験から、初対面の人でも顔つきを見ると、その人の脳の状態がおおよそ予想がつくようになりました。

やる気の出ない人は、たいてい脳の一部しか使っておらず、脳全体の働きが弱くなっているのです。

そんなときは、**部屋の中で眼球を左右に動かすだけでもいい**ので、とにかく自分の体の一部に動きを加えましょう。これだけで、やる気に変化が起こります。

こうした小さな「自分で体を動かすこと」を積み重ねていくと、運動系脳番地が刺激されます。この脳番地は自発的な脳活動を担う前頭葉に位置しているので、少しずつやる気を引き出すことができます。

何かに思い悩んでいる人、引きこもっている人に共通する特徴は、ある一点をじっと見ていることです。まずはこのクセから脱することができるように、目を動かしてみましょう。

目を動かすと、視線の移動とともに視覚系脳番地も刺激されます。

体を動かすことができるのなら、簡単な体操やストレッチだけでも十分な変化を促せます。

ほとんど動くことのなかった状態から体操やストレッチをするので、それだけで動きのバリエーションが一気に増え、思考にも影響が出てくるでしょう。

思考系脳番地が刺激されれば、もっと体を動かしてみようという気持ちが高まっていきます。これにより運動系脳番地も刺激されます。脳の連携プレーです。

こうした連鎖的な刺激を脳に与え続けていけば、自分の意思、やりたいという気持ちを強化することができ、結果的に前向きな気持ちを養うことにつながります。

「やる気が出ない」と悩んでいる人に、「運動したいな」と思う気持ちが芽生えてきたら、それはやる気が出てきたということ。

その気持ちを抑え込まないで、とにかくもっと体を動かしましょう。続けるうちにストレスや悩みは軽減していきます。

「体操やストレッチが重要なことはわかった。でも、その気力もわいてこないときがある」。そんな人がいるかもしれません。

プランターで植物を育ててみる

そうした場合は、2つの方法をおすすめします。

1つ目は、ボールを使った寝たままできる運動です。**ベッドに寝転がりながら、天井に向けてボールを投げる**だけでも、目と手が同時に動くので脳に刺激が送られます。ボールが手元にない場合は、ティッシュペーパーを丸めて使ったり、チラシや新聞紙を丸めて利用すると便利です。

2つ目は、プランターの植物の世話をすることです。世話のために水をあげるようになると自然と体も動きますし、眼球も動きます。さらに、**自分以外の対象物に意識が向くことになる**ので、視覚系脳番地に非常によい効果を生み出します。

植物の世話をしているうちに、新しい芽が出てきたり、花が咲いたりすれば、だんだんと愛着がわき、自分が育てている植物以外にも興味が広がりやすくなります。

実はこの2つの方法は、引きこもっている家族を持つ方におすすめしているものでもあります。

ボールを使った運動の場合は、引きこもっている家族の部屋の前にボールを置いておきます。それに気がつき、部屋の中にボールを持ち込んでくれたら、ひとまず成功。室内であってもボールを投げることで脳に刺激が送られます。

植物を育てる場合は、引きこもっている当人に「この植物の世話をしてくれる?」と伝えて、プランターを部屋に置くのも1つの方法です。

植物の世話を通じて目の前で起こる変化に意識が向けられるようになると、間違いなく考え方が変わっていきます。自分でいろいろと考えられるようになり、思考の選択肢も増えていくでしょう。

強い意志や意欲に関係している思考系脳番地が完全にシャットダウンしてしまう前に、**できるだけ早く、強制的に動く仕組みを用意してあげる**ことが重要なのです。

ウォーキングシューズを新調する

引きこもるほど重度ではない人でも、家の中にこもりがちな人は多いと思います。「誰かと会うのは面倒」「休みの日はソファでゴロゴロしているだけ」……そんな人は、たまには気分転換に外出しましょう。

散歩用にウォーキングシューズを新しく買うなど、外に出るきっかけをつくってみてください。

散歩は体を動かすのに最適です。

動けばいろいろな風景が視界に入ってきて、それだけで脳に刺激を与えることになります。

公園のテニスコートでテニスをしている人がいれば、**ベンチに座ってボールを目で追いかけてみる**のもよいアイデアです。

ボールが左右に打ち返されていくのを見ていると視線が激しく動くので、かなり効果的な「視線の運動」になります。

たったこれだけのことですが、実際にやってみると、気持ちがすっきりしていくことに気がつくでしょう。

体を動かさないと脳への刺激が起きなくなり、柔軟性が失われていきます。そうなる前に、少しでも興味があるほうへ意識を広げていき、行動を続けるようにすることが大切です。

悩みやストレスがあるから、動くことが億劫になるのではありません。動かないから、悩みやストレスにさいなまれるようになるのです。

このことを心にとめて、まずは動くことから「脳の練習」を始めてみましょう。

車窓からの光景を心の中で実況中継する

体を動かすことで自分の気持ちに変化が起こり、やる気が出るという話をしましたが、この考え方さえ覚えていれば、私たちはいつでもどこでも気分転換を図ることができるようになります。

たとえば、**30分早く職場に出勤**してみるといいでしょう。朝は30分の違いで、道を行く人々がまったく違うので見える景色も変わります。

また、職場の机を拭いてみれば、使わないものが机の上にあることに気づいたり、自然とやる気が出てきたりします。わずか朝30分のことですが、小さな変化に体と脳が反応し、それまでとは異なる気分になるはずです。

もし、あなたが何かに悩んでいるのであれば、こうした気分の転換によって、**悩みを違った角度から冷静に捉えることができる**ようになります。

混み合った通勤電車の中でも、自分の行動に変化を加えてみてください。いつも座って出勤する人は、あえて降りる駅まで立ってみるのもいいでしょう。あるいは、窓の外の景色を眺める時間を増やし、歩く人々や街の様子、線路沿いに咲く花などを観察してみてください。

電車の窓から見えたものを声に出さず実況中継するなど、ゲーム感覚で行ってみるのもよいアイデアです。

実際にやってみると、いままでとは違う脳番地が刺激されて、脳の中に新たな思考回路が生まれます。こういうことを繰り返していくと考え方に幅が生まれ、ストレスや悩みにも柔軟に対応ができるように変わっていきます。

いつもはなんとなく電車に乗って、ボーっと外を見ているだけだったので、いままでは気づかなかった街や自然の変化にも気づいていくはずです。

変化する情報をキャッチすることで、脳は活発に動き出します。脳が動けば、感情にも変化が現れます。

そうした変化をポジティブに捉え、プラス思考に転換するように仕向けていってください。

いつもと反対の手でドアを開ける

私には、ちょっとした特技があります。右手と左手の両方にペンを持ち、同時に文字を書くことができるのです。

どうしてこんなことができるのかというと私はもともと左利きで、4歳のときに叔母と一緒に書道を始めてから右利きに矯正した経緯があるからです。そのため、いまでも左手を使ったほうが便利な場面にしばしば遭遇します。

お箸の場合は、右も左もほぼ同じように使えますが、左手で文字を書く際には、いつもより多少意識的に脳を働かせなくてはならないという感覚があります。

これは脳にとってよい刺激となるので、両利きの能力を失わないように心がけています。

もともと左利きだったことで、変なところで決断を迫られることもあります。

たとえば、目の前のコップを取ろうとするとき、右手で取るのか、左手で取るのかを意識的に判断しないと、スッと手を伸ばせないことがあるのです。

乾杯の杯をどちらの手で持つかなど面倒に感じる場面もありますが、無意識に手を動かすのと違い、脳の働きを活発にすることにつながるので、自己判断を意識的にする習慣として受け入れています。

両利きにする脳の練習は、なにかと脳にはよいことが多いものです。

たとえば、普段から意識的に両方の手を使うようにすると、意識が左右両方に均等に向くことになるので、右利き、あるいは左利きの人にとって死角となるところにも意識を向けることができ、観察力が高まります。

左利きの人は「変わった発想をする人たち」といわれることもあります。

おそらくそれは、10人に9人が右利きといわれるように、圧倒的多数の右利きの人たちによってつくられてきた仕組みに脳を調節するため、右利きの人よりも脳を幅広く活発に働かせるからでしょう。

自分の脳、特に**運動系脳番地を鍛えたい場合は、利き手と反対の手を使ってみてください。**

いつもと反対の手でバッグを持つ、反対の手でドアを開ける。これだけのことでも、それまであまり使っていなかった脳の部位を刺激することができます。

また、手を動かすときに**「右手を使っている」「左手を使っている」という注意を払う**と、手とつながっている運動系脳番地だけでなく、運動系脳番地に接している感情系脳番地などのさまざまな脳番地を刺激することができるのです。

詳しく知りたい方は、拙著『1万人の脳を見た名医が教えるすごい左利き』（ダイヤモンド社）を参照ください。

楷書体でゆっくりと正確に字を書く

もう1つ、手を使うことによって思考系と視覚系の脳番地に刺激を与えて、やる気を出させる方法を紹介します。

その方法とは、文字を書くときに続け字をせず、1文字ずつしっかりとゆっくり正確に楷書体で書くことです。じっくり細かいところまで集中力を切らさずに書くことで、**思考系と視覚系の脳番地が同時に刺激**されます。いまはパソコンを使うことも多く、文字を書く機会が減って、いざ書くとなると漢字の一部を続け字にしてなんとなくごまかして書く人も多いでしょう。こうすると、脳もあいまいな働きしかしません。

一時期、写経がブームになりましたが、1文字ずつ丁寧に漢字を書いていく作業は、脳にとって非常によい訓練です。写経をすると頭がすっきりするという感想を口にする人が多いそうですが、これは脳が活発に動き出した証拠でしょう。

脳の練習の1つとして、**写経に挑戦してみるのもよいアイデア**です。

決まった時間に起きて外気にふれる

やる気とは実は「脳の覚醒」のことを意味します。脳の覚醒が上がり、前向きな思考になったとき、人はやる気を感じるのです。

ここからは、**脳を覚醒させる朝の習慣**を紹介していきましょう。

まず、きわめて基本的な習慣ですが、脳を覚醒させるには、毎朝、決まった時間に起きて、太陽光線を浴びることです。脳は自然の光に刺激されて、一気に覚醒していきます。寝ぼけたままの状態でいくら頭を働かそうとしても、脳は動き出してくれません。

曇りや雨の日でも、外気の状態を肌で感じることで**「今日という新しい1日」を自覚**することができます。新鮮な1日の始まりを感じることで脳にスイッチが入るのです。

私の実家は、朝起きて窓を開ければ日本海が目の前に広がり、佐渡の山々も見えるところにあります。そこから見える日本海の表情は日々、さま変わりします。

若い頃はまったく気がつきませんでしたが、いま振り返れば、朝起きて海を見ることで、私は毎日、知らず知らずのうちに脳にスイッチを入れていたのです。

この脳の覚醒をとても上手に行っている日本人がいます。それは大リーグで活躍したイチロー選手です。彼の行動パターンを見ていると、脳を覚醒させるためにとてもよい動きをしているなといつも感じます。

たとえば、イチロー選手が試合前に長い時間をかけて丹念に行っていたストレッチ運動ですが、これは脳に実に効果的であるといっていいでしょう。

ストレッチをすることにより野球のプレー中に使わない筋肉を刺激し、動きが鈍くなっている脳の領域を覚醒させているのです。

こうして**脳全体を覚醒させていき、それによって体が敏感に反応**できるようにコンディションを整えていました。

イチロー選手のストレッチ運動を見ると、私はいつも「脳の練習をしているな」と感じていました。

1日6000歩、歩くことを続けてみる

覚醒を上げるために最適なのは、早起きをして散歩をすることです。私の場合は、仕事に出かける前に、毎朝最低でも4キロメートルは歩くようにしています。

朝はどうしても時間が取れないという人は、出勤する際に駅もしくは職場まで歩くようにしてください。**駅まで10分歩くだけでも、脳は確実に覚醒**されていきます。

歩くことは、いろいろな情報を仕入れることでもあります。少しずつ前に進むにつれて景色が変わり、見えてくるものが変わります。そのたびに**脳は刺激を受けながら、情報を整理して記憶していく**のです。

また、朝だけでなく、私は昼も夕方もできるだけ歩くようにしています。これまでは毎日5000歩（約2・5キロメートル。1歩＝50センチ）を目安にしていましたが、最近8000歩をこなすようになったら、生活のリズムがそれまで以上によくなりました。

本や新聞を読んで新しい知識を仕入れるのと同様に、体を動かすことは脳にとって新しい情報を仕入れることを意味します。

運動をしなければ刺激が乏しくなり、脳の働きはどんどん鈍くなっていくでしょう。これを避けるには、体を積極的に動かすしかありません。

目安として、健康な人の場合は1日に最低6000歩、できれば1万歩を目指して1週間歩き続けると、次の週は体が生き生きしてくることに気がつくはずです。

反対に、1日に2000歩から4000歩しか歩かない人は、脳への刺激という意味では少なすぎますし、このままの状態だと脳の劣化が始まると考えてください。

私の経験では、**歩いている日ほど疲れが少なく、歩数が少ない日ほど体の疲れやストレスを感じやすくなる傾向**があります。仕事が立て込んで歩くことができず、一日中オフィスにいた日などは体が重いと感じるのです。散歩をして運動系脳番地を刺激することで、オフィスワークで使いすぎた脳番地を休ませることができます。

さらに、全身の覚醒を高めるため、始業時間にラジオ体操をすることがおすすめです。朝から身体の隅々にまで刺激を与えることで脳が覚醒し、1日の動きを機敏にさせることができるからです。

片足立ちをして目をつぶってみる

もう1つ、朝、簡単にできる脳の練習法を紹介します。出勤前、歯を磨く際に脳を覚醒させる方法です。

やり方は実に簡単です。**利き手と逆の手で歯を磨いてみる**のです。先に利き手と反対の手を使うことの効果を説明しましたが、この練習法は運動系脳番地への刺激と同時に、脳の覚醒にも効果があります。

最初は慣れないのでうまくできませんが、そのうちにできるようになっていきます。**脳を刺激して覚醒させるには、普段と違うことや、やりにくいことを行うのが効果的**です。

ほかには、片足立ちをすることもおすすめします。

こちらも最初はぐらつくかもしれませんが、慣れてくると上手に片足で立てるようになるはずです。

30秒ほど立てるようになったら、今度は目を閉じてみてください。それまでとはうって変わり、足元がぐらつくことになるかもしれません。こうした変化を加えることで、脳に適度な刺激を与えることができます。

1分ほどしたら目を開けて、視線を周囲にめぐらせてください。人の重心は、周囲の状況を把握することで安定していくので、ぐらつきも収まってくるはずです。

片足立ちをしていて倒れるときは、絶対に前後に倒れることはありません。バランスが悪くなると、人の体は必ず横に倒れます。ということは、横に倒れないようにすれば、長時間、片足立ちをすることが可能になるということです。

そこで、自分の左右に視線を移すようにしてください。こうすると、左右のバランスがよくなります。

人は、とかく前方にだけ意識を向けがちです。事実、前方に動くのは得意ですが、左右に動こうと思うとモタモタしてしまいます。そこで普段とは違い、**視線を左右に動かすことで、視覚系脳番地を刺激**してみるのです。

視線を左右上下にめぐらしてみる

視線の話を続けます。

何かに悩んでいる人の視線を見ていて気がつくのは、視線を前方にしか向けていないということです。悩むことで、自発的に何かを見ようとすることが減り、**眼球も真正面しか見なくなり、その結果、視野が狭くなる**のです。

これでは脳の動きは固まる一方で、悩みという深みからは抜け出せません。悩みを解消するためにも、左右に視線を動かすことはプラスに働きます。

前項で述べたように、朝の時間1分でいいので片足立ちをしながら、視線を左右に動かすクセをつけるといいでしょう。

その後、家を出てからは視線を左右だけでなく、上下にも振り向けてみます。そうすることで、目から視覚系脳番地を通じて多くの情報が入り、覚醒がさらに高まり、体の動きも軽快になるでしょう。

「脳の放置」はとてももったいない

スマホであれば、毎日充電しなくてはなりませんが、脳は生きている限り、いつでもどこでもスイッチをオンにすることができます。体の一部ですから、どこかに置き忘れるということもありません。こんな優れた機能を持つ脳を、使わずに放置しておくのはもったいない話です。

脳をフル回転させて考えていると、自分の探している答えが次第に見えてくるようになるものです。こういう状態のときは、貴重な情報がどんどん引き寄せられるように頭の中に入ってきて、それまで考えていたことに結びついていきます。

そこで、脳が活発に働き始めたと感じたとき、私は意識的に刺激（主に情報）を与えるようにし、フル回転が起きるように仕向けていきます。

まずは手始めに「朝、家を出る瞬間を1つのスイッチにする」ことを意識してみてください。そこから脳を覚醒させ、力を発揮させるように心がけてみましょう。

朝の満員電車の中で「問題の解決策」を考える

私は、朝の通勤電車の中で問題を解決することを日課にしていた時期があります。まず家を出て、駅まで歩いて覚醒を高めていきます。このとき、**前日に解決することのできなかった問題を頭の中にリストアップ**するのです。電車の中で見たい書類などがあれば、家を出る前にカバンから取り出しやすいようにしておきます。

電車に乗ってからは1つの問題にしぼって、どうやって対処したらいいかを考えます。外の景色や中吊り広告など、さまざまな情報が目に飛び込んできますが、これらを見ながらさらに脳を覚醒させ、問題解決力を研ぎ澄ましていくのです。

朝、家を出て覚醒を高め、電車の中で問題について考えていると、問題の解決策やアプローチの仕方などが頭に浮かぶはずです。そのアイデアを温存し、会社に着いたら実行すればいいのです。

よく「ひらめいた！」といったりしますが、これはアイデアが空から降ってきたわけではなく、そこに至るまでに頭の中でいろいろと考えてきたために起こる現象です。朝の時間は、この〝ひらめき〟を得るのに最適な時間帯なのです。

ほとんどの人が、朝の満員電車を不快なものと感じているでしょう。すし詰め状態で何十分も揺られているうちに、ストレスもたまる一方です。この状況から逃れるには、発想の転換を図るしかありません。

混雑からは逃れられませんが、**誰にも邪魔されずに考えることのできる貴重な時間と理解してしまう**のです。

事実、会社の中とは違い、仕事の電話もかかってきませんし、上司や部下から呼びとめられることもないので、「自分だけの時間」というのも間違った考えではありません。

頭の中でいろいろな考えをめぐらせ、そのうちにアイデアが浮かんでくると、早くそれを実行してみたいと思うようになるはずです。そんなことを考えているうちに、あっという間に目的地に着いてしまうことでしょう。

子どもの教育にも「脳の覚醒」は効果大

やる気は、人にとってあらゆる行動の原動力となります。子どもの教育にも、このやる気を活用するといいでしょう。

子どもに、単に「勉強しなさい！」といっても、なかなかいうことを聞いてくれません。そんなときは少し遊んであげて、脳の覚醒を上げるのです。さらには、**オセロやトランプをして子どもに勝たせてあげます。**

すると子どもの覚醒はますます高まり、不思議なくらい親のいうことを聞くようになるはずです。

子どもだけでなく、夫婦の間でもお互いの覚醒を上げていくことで相手のいうことに耳を傾けるようになり、夫婦ゲンカや口論を避けられるようになります。

家庭でのケンカの例としては、たとえば仕事帰りの夫と専業主婦の妻の家庭で、夫の帰宅後にケンカが始まるケースがあります。これは、仕事で疲れ切って覚醒の低い状態で帰宅した夫に対し、エネルギーをためて覚醒の高い状態の妻が不満をぶつけるといったパターンが多いのではないかと思います。

脳の覚醒レベルが違う者同士が向き合うと、どうしてもズレが生じやすくなります。こういう状態で口論をすると、夫婦の関係は悪化してしまうでしょう。

相手との関係を良好なものにするには、相手を気づかい、脳の覚醒を上げた状態でコミュニケーションを図るようにすることが重要なのです。

最後に、脳の覚醒を促すためには、**十分な睡眠を取る**ように心がけましょう。脳というのは、十分な休息を取った後に覚醒します。

一気に覚醒を上げることができる人は、上手に休息を取れる人でもあるのです。

深いオフに入れる人が、質のいいオンの状態に入ることができるということを覚えておいてください。

人間は地球に住む動物ですから、地球の動きに合わせて生活することが無理のない生き方となります。したがって、夜は寝て朝起きるという生活パターンを繰り返すことが脳に負担を与えず、最大限の力を発揮させることにつながるのです。

第3章

「できない」がなくなる脳の練習

「何もできないと思いがちな人」は客観視が苦手

はたから見ているとそんなふうには見えないのに、「自分は何もできない」「どうせ自分なんて」と思って悩んでいる人がよくいます。自分に自信がない状態です。

このタイプの人たちに共通するのは、**「自己分析が正確にできていない」**ということ。自分を客観的に理解することが苦手なのです。

できないと思い悩んでいる人は、実はたいていのことを普通にこなしています。それなのに、「自分は何もできない」と思い込んでしまうのです。

では、その原因は何でしょうか？

自己分析ができない人は、得意分野のことはまったく見ずに、**自分のもっとも不得意な部分、もっともできない部分に焦点を当ててしまう**のです。

私のクリニックに相談にいらっしゃる人の中でも、「できない」といって悩んでいる人はたくさんいます。

彼らに自己分析をしてもらうと、苦手なことを得意なことの5倍ほど重視していることがわかりました。ところが彼らと話してみると、本当はかなり優秀だったりするのです。

ある高校生は「自分は能力が低すぎて、何もできない。もう学校をやめるつもりです」と訴えてきましたが、よく聞いてみると、学校の成績は学年でトップクラスでした。優れた能力を持っているのに、自分の欠点ばかりを見て、自己評価が実際より低くなってしまっているケースは多いのです。

たとえば、A、B、C、Dの4つのテストを受けたとしましょう。

このテストは各100点、合計すると400点満点になっています。実際に受けてみると、A～Dの間に点数のばらつきが出てくるようになります。

ここで、A100点、B95点、C90点、D75点という点数を取った高校生がいたとします。「できない」という悩みを抱えていない人は、「Aで100点を取ることができた。やった！　ほかもそんなに悪くなかったのでホッとした」と受け止めることができます。

しかし、「自分は何もできない」と思い悩む人の場合は違います。

成功体験を脳に染み込ませる

「自分は何もできない」と思い悩む人の場合は、Dの75点にだけ目がいってしまい、「自分は苦手なDの科目で75点しか取ることのできない人間だ」と思い込んでしまうのです。

しかし、A～Dを平均すれば、90点となるわけですから、決して「できない人」ではないことは、まわりから見ればすぐにわかるでしょう。

１００点を取る力があるのに、そこには考えがいたらず、75点しか取れない自分に失望してしまうのです。

こういう人たちの脳を見ると、自己分析力や自己客観力が低いタイプの脳、つまり**左脳の感情系脳番地が未熟**なままになっていることがわかります。**この傾向は年代や性別を問いません。**

こうした「できない」という勘違いから抜け出すためには、「できる」ことに意識を向けるように考え方を変えていくことです。

誰にでも、何かしらの成功体験があるでしょう。それを思い出して、まずは自信を持つように気持ちを変えていきましょう。

世の中で一般に「成功者」といわれている人たちは、決して完璧な人たちではありません。彼らの多くが、人生の中で成功した体験を自信として脳に染み込ませ、それを自分の強みにしてチャレンジを続けているのです。

反対に、「できない」といって悩んでいる人は、成功体験があっても、それを自信として脳に記憶させることがうまくできていません。そのせいで、「できない」と悩んでしまうことになるのです。

自信というものは、他者と自分を比較して自分のほうが優れているときに生じると考えている人が多いようですが、実際は、**自分自身で基準をつくり、その限られた枠の中で何かを達成できたときに、それを成功と自覚して自信としていく**ものなのです。

こういう考え方ができるようになれば、自然と自信もついてきますし、その自信を得るために他人を蹴落とすようなことも絶対にしなくなります。

短気をやめれば、「できる」脳に変われる

私が初めて著書を出版したのは２００８年です。その当時から自分の行ってきた脳の研究は特許が取れるレベルにあり、そうしたノウハウを著書によって公開することは、多くの人にとって有益であると考えていました。

ところが、その本はまったく売れることなく、書店の棚から消えていきました。

その後、あきらめずに執筆を続けているうちに、いつしか30万部を超えるヒット作も出始め、自分が長い間研究を続けてきた脳の上手な使い方を多くの人に知ってもらえるようになりました。

いま、本を初めて出版した当時のことを考えると、自分がどれだけ高いレベルの内容のものを提供しても、世の中で広く評価してもらえるようになるには、時間のズレがあるということがよくわかります。

いくら「これはすごい！」と叫んだところで、社会的に見向きもされないことはし

ばしば起きるのです。

ここで大切なのは、素晴らしいものであるという見解とそれへの自負があるのなら、誰からも相手にされなくても、あきらめずに愚直に繰り返していくことです。**時に愚か者であることは力になり、自分を助けます。**

「できない」と思って悩んでいる人は、何をやってもすぐにあきらめていないか、確認してみてください。結果が出るまでには時間がかかるものなのです。

自分のやっていることは間違っていないと信じ、自分の価値観を保っていけるかどうかが勝負となります。この場合、周囲の反応に動揺せず、とにかくやり続けることが重要です。

「できない」から「できる」になるには、長い目で見られる気長さが必要不可欠といっていいでしょう。長い目で自分を見られるようになれば、脳はいつまでも前向きな考え方をしてくれます。それが脳のバタフライ効果を引き出すのです。

あきらめずに1つのことをやり遂げた後は、そのことを自信として、次のことにチャレンジしてください。必ず「できる」ようになっていきます。

「人から感謝された体験」を思い出す

「できない」ものがあると人は悩みますが、当然ながら、「できる」ものについて悩むことはありません。

脳は、それまでの経験で培ってきた部分が強く発達し、あまり使ってこなかった部分は未発達のまま年齢を重ねます。

ここで大事なことは、**成長している脳番地と未熟な脳番地はかなり接近しているということです**。つまり、悩みの種の〝真横〟に自分の強みがあるのです。

たとえば「決断力がない」「リーダーシップがない」と悩んでいる人は、実は、サブリーダーとしての能力が高かったりします。サブリーダータイプの人はいろいろな情報収集をする脳が発達している反面、キッパリと決断をする脳が未発達といえるのです。しかし、本人はそのことに気がついていないため、「決断することができない」と悩みます。

どうして「決断力がない」と悩んでしまうのかというと、日本の組織文化の中では、こういう人は、先頭に立って物事を進める人と比べると、評価されにくいからです。

でも、このタイプの人は、誰とでもうまくやっていける能力を持っていることも多く、いなくなると組織内がギスギスし始める要因にもなるのです。

そのほか、人と面と向かってコミュニケーションを取るのは苦手だけれど、実は文章を書くのが上手だったり、話すのが苦手だといって悩んでいる人が、人の話を聞くのがとても上手だったりすることはよくあります。

「できない」と悩んでいる人は、まず「できる」ことに目を向けることをおすすめします。

それでも自分の「できる」が見つけられないときは、人からほめられたことや感謝されたことを、「自分のできること」として捉えてみましょう。

「できる」ことは「できない」ことの裏側に存在しているケースがよくあります。

自分の「できた」ことを再発見して、自分は「できない」人ではないという確認をしましょう。しっかりした再確認ができると気持ちに余裕ができて、できないことにも果敢に挑んでいく勇気を与えてくれるはずです。

ステップを踏んで自分を変えていく

医者になったばかりの頃、私は小児科医として働き始めました。その理由は、子どもの発達と脳の関係に興味があったからです。

ところが私には、小児科医としての理想像がどういったものか見えていませんでした。その後も小児科専門医となり働き続けましたが、あるときを境に完全に医師としての理想が見えなくなってしまったのです。

このときに気がついたことは、「自分が興味を持って医者になったのは脳を知りたいからであり、もしかしたら、脳が成長するのは子どもの時期だけではないかもしれない」ということでした。

それに気づいた私は、病院で働きながらも、研究の軸足を子どもの脳発達から、30代、40代の大人の脳の成長へ移していきました。

だからといって、これまでの経験を否定するようなことはせず、むしろ、それまでの新生児・未熟児医療や小児科臨床の経験を大人の脳研究にも結びつけようと心がけました。

つまり、いままでやってきたことをムダにせず「次のステップへつながる経験」だと捉えていったわけです。

いまやっていることが役に立たなくても、その時点ですぐに「ムダなこと」と決めつけるのではなく、**いつか役に立つことがあるかもしれないと考える**ことが大切です。

そのためには、どんなことでも将来のための経験だと考えるようにして、イヤな気持ちが生まれたときに、前向きに考えを切り替えて挑戦してみることです。

私に大きな気づきをくれた先輩医師

私が、どんなことでも将来のための経験だと考えるようになったのは、いくつかの体験を経た結果なのですが、その1つを紹介しましょう。

医者になったばかりの頃の話です。ある病院の未熟児・新生児科に配属になった私は、5歳くらい年上の指導医の先輩医師からスーパーバイズを受けることになりました。この先輩医師の指導がとにかく厳しくて、何度も弱音を吐きそうになるほどでした。

あるとき、私は先輩医師から**「おまえはまだ何も知らないから、そこに座ってずっと患者を見ていろ」**といわれました。

患者は生まれたばかりの赤ん坊です。私は保育器を前にして腰かけ、赤ん坊の様子を見続けました。相手は赤ん坊です。寝ている時間が非常に長く、特に変化は見られません。それでも先輩医師は「ずっと見ていろ」と、私にいいました。

来る日も来る日も赤ん坊を見ているだけ。寝食以外はほぼ見ているだけで、家にもほとんど帰れません。

こんな状況が3カ月くらい続きました。新米医師の私にとって、これは大きな試練でした。

先輩医師は、具体的なことを教えてくれる以上に、「医者は患者を徹底的に見ろ」と口グセのようにいっていました。

私のほうは医学部を卒業したばかりの経験の浅い医者であり、どのようにして赤ん坊を長時間観察するのかほとんど理解できていません。

医学書を読むと、「顔色を見る」「肌の色を見る」と書かれていますが、1分単位では様子はほとんど変わらないように見えていました。さすがに考えることにも限界があるので、すぐに退屈してあくびが出てきます。

こんな調子であまりにも暇なので、そのうちに観察の方法を変えて、どこかに異変がないか探すようになっていきました。保育器の前で観察するだけの日々が続く中、ある日、**先輩医師がいっていることが正しいと証明される出来事**が起こります。

「脳の発達」はムダを続けて完成する

いつものように目の前の赤ん坊を観察していると、それまでおとなしく寝入っていた赤ん坊の皮膚の色が変わり、呼吸が浅くなっていました。赤ん坊をずっと見続けていた私は、すぐそれに気がつくことができました。

心配になって血液検査をしたところ、炎症反応はまだ正常値でしたが、即座に抗生物質の投与を開始しました。

それから3時間経ち、もう一度、炎症反応を確認すると完全に敗血症の初期所見でした。そのときに初めて、私は赤ん坊の状態を把握できていたと確認しました。

赤ん坊を観察し続けていたことは、決してムダではなかったのです。

実は、こうした変化を見逃してしまう医者もいて、処置が遅れる場合もあります。

しかし、私の場合は指導医の指示にしたがって赤ん坊をずっと観察していたので、すぐ変化に気がつくことができたのです。そのおかげで大事にはいたらず、適切な処置を取ることができました。

当初は四六時中、赤ん坊を見続ける意味を完全に理解していませんでしたが、その出来事を経験し、「患者を見る」ことの大切さを100パーセント理解することになりました。それと同時に、一見ムダに見えることでも、後になってから役に立つこともあるのだと痛感したのです。

何かをずっと続けることは、それだけで脳に刺激を与えます。また、いま行っていることは未来のために有効であると考えることができれば、ポジティブな気持ちを保つことにつながります。

やはり、何をやるにしても、「できない」といってすぐにあきらめるのではなく、少なくとも、100のうち20くらいのレベルに到達するように粘ってみてください。どうにか頑張ってそのレベルにまで達すれば、その先に見えてくるものが必ず違ってきます。

違ったものが見えてくる理由は、そこにいたるまでにあなたの脳が成長していくからです。それを実感できれば、今度は100のうち40まで行ってみようと思えるはず。こうした地道な前進を繰り返し、「できる」自分をつくっていってください。

上手にパンケーキを焼く「脳の練習」

ここからは、「できない感」をなくす、日常的な脳の練習法を紹介していきましょう。

少々唐突かもしれませんが、**おすすめはパンケーキを焼くという作業**です。

この方法は、**特に思考系と運動系、視覚系の脳番地を同時に鍛える**ために以前から講演会などでお伝えしているものです。

「え、なぜパンケーキ？」と思う方もいるでしょう。

それは、**材料が少なく、作り方もシンプル**だからです。

材料をまぜた生地をフライパンで焼くだけ。途中でひっくり返して両面を焼いたら完成です。

ただし火加減も大事で、よく見ていないとひっくり返すタイミングを間違えたり、焦げたりします。

こうした作業は視覚的な訓練にもなりますし、記憶力や判断力も鍛えられます。しかも、出来上がりがキレイかどうかもわかりやすい。つまり、自分で行った行為を目で見て視覚的にその結果のフィードバックができるのです。

脳を鍛えるには、自分のやったことに対する結果がわかり、その結果を反省することが重要です。パンケーキを焼くことは、その意味で最適です。

砂糖が少なくて甘みが足りない、生地を混ぜすぎてフワフワ感が足りない、焼きすぎて焦げてしまったなど、**うまくいかなかったときの原因がわかりやすく、その反省を次に活かす**ことができます。

これが、たとえばカレーライスであれば、スパイスや材料が多く、切る、炒める、煮込むなど調理の工程が複数あり、それによって出来上がりもかなり変わってきます。そのため、うまくいかなかった原因がわかりにくくなりがちです。

自分の行為を短い時間で再確認できるということで、パンケーキを焼くことがおすすめなのです。

中身がトロトロのオムレツにも挑戦

講演会などで大勢を前に「パンケーキを焼くことができますか？」と聞くと、ほとんどの人が「はい」と答えてくれます。

確かに、「焼く」だけなら誰にでもできるかもしれません。しかし**問題は、「上手に」焼けるかどうか**です。

適度な焼き色をつけて、ふわふわでしっとりのパンケーキをつくることを１００点だとすると、ただ焼くだけでは20点くらいのレベルです。

ここをスタートとして、誰もが１００点と認めるくらいの出来栄えになるように、思考系、視覚系、運動系、記憶系などいくつもの脳番地のレベルを高めていくのです。

パンケーキを上手に焼くことをマスターしたら、次はオムレツをつくることに挑戦してみてください。

オムレツはパンケーキを焼くよりも高度な技術が求められます。単につくるだけなら、これまた20点くらいのレベルです。ここから徐々にクオリティを高めていって、中身がトロトロのオムレツをつくれるまで挑戦していきます。

パンケーキ同様、オムレツも100を満点とし、出来栄えを見ながら点数をつけていきましょう。

とにかく、**自分の「できる度」に段階をつくり、正確に自己評価をすることが大切**です。これをすることによって、自分の実力を見極めていきます。

「できる」ようになるには、できる手順を自分で見つけていくことも重要です。パンケーキは焼けてもオムレツがつくれないとなれば、自分のいまのレベルは「パンケーキレベル」ということがわかります。

それがわかれば、次に目指すべきレベルが明確になります。

最終目標の100点を「中身がトロトロのオムレツ」とし、そこにたどり着けるように10点、20点と段階的にレベルを上げていくようにします。ステップがわかれば、あとは100点までの空白を埋めていくだけでいいのです。

ゴールまでの道のりを見失わないようにゆっくりとレベルアップしていきましょう。

1週間に新しい情報を3つ収集する

「できる人」や「成功する人」に共通するのは、情報収集が上手ということです。情報収集のうまい下手は、理解系脳番地が発達しているかどうかがカギになります。

情報収集には、人からいわれて行うものと、自発的に行うものの2種類があります。自発的な情報収集は、自分で何を調べたいかがわかっているので進めやすいのですが、難しいのは人からいわれて行う情報収集です。

上司から「○○について調べておいてくれ」と指示されて、何をどう調べていいかわからず、怒られた経験はありませんか？　この場合の「できない」は、「情報を調べられない」のではなく、「上司の意図が理解できない」が原因といえます。

こうした状況に陥らないようにするには、理解力を高める練習が必要です。

練習法としては、朝起きてから新聞やテレビなどから気になるニュースを3つピックアップし、そのニュースについて自分なりに調べてみることがあります。

たとえば、**どこで起こっていることなのか、きっかけは何だったのかなどを考えて、調べていくことで、物事に対する理解力が上がる**と同時に、知識も増やしていくことができます。ある程度の知識がついてくると、人からいわれた情報収集であっても、自発的な情報収集と同じく情報を集めてくることができてきます。

このほか、理解力を深めていくには、自分が知りたいと思ったことをノートに書きとめておいて、時間のあるときにじっくりと調べてみるといいでしょう。ノートに書きとめておく内容は、キーワードくらいの短いものでかまいません。

調べるまでにいたらなくても、あとでノートに書かれたキーワードを見返していくと、自分がいま、どんなことに興味を持っているのかが客観的にわかってきます。すると、無意識のうちに普段からそれらのことに注意が向くようになります。

理想的なのは、毎朝ピックアップする3つのニュースのほかに、1週間に3つほど調べるテーマを選び、実際に調べて情報を集めていくことです。集めた情報をきちんとメモしておき、調べものの進捗具合をつぶさにチェックしていってください。

こうした日々の練習を続けていくことが、理解系脳番地を鍛えることに役立つのです。

脳の中に「学習活動」を起こす

「できる人」になる変身願望を抱いている人は多いのですが、実際に行動を起こし、自分を変えられる人は限られています。なぜなら、彼らの多くが「どうせ変わらない」というあきらめに似た固定観念にとらわれているからです。

この見えない壁を突き破るのは、並大抵のことではありません。

私の場合、幼い頃に親から「あなたは人に物事を頼むことが苦手だね」といわれたことがあります。それが暗示のように響いてしまい、大人になってからも「自分はコミュニケーション力がない」と思い込んで苦労しました。

また、親戚から「あなたの歌は音程が外れているね」といわれたこともあり、いつの間にか「自分が歌うと音程が外れるから、人前で歌を歌わないほうがいい」と考えるようになっていました。

こうした**些細なことが自分への評価として定着し、「できない脳」をつくっていく**

のです。この壁を突破するには、これまでと違う発想をする必要があります。

もし、あなたが「できる」自分になりたいと思うのであれば、その気持ちを絶やしてはいけません。そう欲した瞬間から脳は動き出しており、この動きを鈍らせず、積極的に行動に移すべきです。

先ほどのパンケーキとオムレツの例を発展させ、**自分の中で達成させたいという物事を選んでください。**「ビジネス英語の試験に合格する」でも「体重を5キロ落とす」でも、なんでもかまいません。

1つ決めたら、それを達成した段階を100とします。その後は、その段階を10ずつに分割して、**1段階ずつクリアしていく計画**を立てていくのです。

英語の試験の合格を達成するのであれば、まずは勉強を始めることを段階10として、これをクリアすることに専念します。次に、参考書を1冊すべて理解することを段階20、模擬試験を受けてみることを段階30として、少しずつステップアップしていくのです。

できることが徐々に増えていくというのは、「前進型の脳活動」ができていることを意味します。

どんなことでもいいのですが、脳の中に学習活動が起こると無意識のうちに「できる気持ち」が強くなり、物事をうまくこなせるようになるのです。

反対に、こうした学習活動が脳の中で起きていないと「できない気持ち」が優位になり、悩みで前に進めない脳になってしまいます。

段階が50くらいまで到達したら、一度ひと休みして、勉強を始める前の過去の自分を振り返ってみるといいでしょう。「できない」と思い込んでいた自分が、行動を起こすことで「できる」人になっていることに気がつくはずです。

あなたの脳が「できる脳」に変わりつつあることを実感してください。

こうした方法で、「できる」体験を積み重ねていき、最終段階の100まで上り詰めていくのです。

1つ達成したら、そこで満足することなく、同じ方法で次の挑戦をしましょう。一度できれば、必ず次も達成できます。

第4章

「悩みグセ」がなくなる脳の練習

リセットして「脳のコリ」をほぐす

悩みを解決したいのであれば、**「悩み」そのものに対峙するのではなく、悩みをつくり出している脳の動きに焦点を当ててみる**ことが大事です。

悩みを抱える人は、思考系脳番地「だけ」を使ってしまうのです。つまり「悩みグセ」がついて、グルグルと悩み続ける脳のクセにはまっている状態です。「できない感」のときと同じように、思考系脳番地だけでなく理解系や記憶系の脳番地を含め、**脳のさまざまな部分を使って悩みを客観視**することが大切です。

そもそも悩みが生じるのは、物事を別の角度から見られなくなって思考が限定されてしまうことが最大の原因です。悩みに押しつぶされそうになったら、悩みのもとになっている事柄をそれまでとは違ったアプローチで捉えてみましょう。

これを行うには、自分の脳を一度リセットしてみる必要があります。凝り固まった状態をほぐし、新たな気持ちで悩みに向き合うようにするのです。

ここで実際に、私自身の悩みの解決法を紹介しておきましょう。

何かモヤモヤしていてすっきりしないなと感じたとき、私はすぐにその原因を客観的に分析するよう自分に質問を投げかけます。

「どうしてそう感じるのか？」

「考えられる要因は何か？」

「この感情を排除するためには何をすることが必要か？」

このように「悩み」を第三者的な立場で考えてみましょう。

すると、捉えどころのなかった悩みの存在が輪郭のあるものとして浮かび上がってきます。この段階で、気分はかなりすっきりします。場合によっては「ただの考えすぎだった」ということに気づき、一気に悩みが解消していきます。

「悩みは一生なくならない。でも、必ず解決できる」

自分の悩みを冷静に分析していくと、自分の性格（悩みグセ）がよくわかってくるようになります。

「自分は、初めてやることにつまずきやすいんだな」とか「〇〇さんと話をすると、いつも怒られていると思い込んでしまうんだな」「忙しくなくても、面倒になってすぐ先送りしてしまう」など、自分の弱点が見えてくるようになります。

また、自分の脳は、どの段階で思考停止状態になって、働くのをやめて「お手上げ状態」になってしまうのかもわかってくるでしょう。

この**「お手上げ状態」から先の領域が「悩み」**なのです。

何もせずに思考停止状態を放置しておけば、心の中のモヤモヤしたものはいっこうに晴れることはなく、むしろ濃さを増していくことになるでしょう。

脳の働きは固定化し、悩みを生じさせる部分だけが働き続けます。これではいつまで経っても状況を変えることができません。

悩みから抜け出すには、やはり冷静な分析を行い、**悩みの解決に必要な脳番地を働かせる**ことが大切です。先ほど述べた客観的な分析を行えば、必ず問題解決のための方法が見えてくるでしょう。

「人に相談する」

「自分の考え方を根本から変えてみる」

「状況がよくなるまで、もう少し我慢してみる」

「まったく別の方法を試してみる」

こんなふうに**いくつかの対処法が出てくれば、あとは選択肢の問題**になってきます。

生きている限り悩みから解放されることはないでしょう。ただし、解決できない悩みはないということも真実なのです。

「悩みは一生なくならない。でも、必ず解決できる」

そう思えるようになれば、悩みは怖いものではなくなります。

「行動力のある知り合い」のマネをする

悩みグセのある人は過去のことにとらわれがちで、自己否定感が強いという傾向があるようです。これは**記憶系脳番地が強すぎる**ということが影響しています。記憶力が強いと過去に起きたイヤなことを忘れることができず、いつまでも悩んでしまいます。

聴覚系脳番地が強い人も、悩みグセを持ちやすいタイプに入ります。誰かに何かをいわれると、それをずっと覚えていて、クヨクヨと悩んでしまうのです。

では逆に、悩みグセがないのは、どういったタイプの人たちなのでしょうか。

彼らに共通するのは、いった先から行動に出てしまうことです。

両方のタイプを比べてみると、なかなか行動することができない人たちに悩みグセの傾向があり、**すぐに行動できる人たちは悩まない**傾向があるといえます。こうした傾向がわかってくれば、悩みグセを解消していく際に大いに役立ちます。

そこで、悩みグセがある人に行ってほしいのが、家族や知り合いの中から方向案内人、いわゆる「ナビゲーター」を探すことです。

行動に移せないのは何かをする能力がないのではなく、**アクションを開始するボタンを押せないだけ**だからです。

すぐに行動できるナビゲーターを見つけ、その人の行動力を見ならってマネをしてください。

マネをしているうちに、ナビゲーターの行動力があなたの背中を押してくれるようになります。アクション開始のボタンを押せるようになり、自発的に行動が起こせるようになってくるとクヨクヨ悩むことも少なくなります。

ナビゲーターがそばにいるだけで、「そんなに変われるものなのか」と思うかもしれませんが、人はそれだけで劇的に変われます。

脳には驚異的な適応力がある

「ナビゲーターがそばにいるだけで、人は劇的に変わることができる」

前項でこう断言したのは、脳が驚異的な適応力を持っているからです。

行動を起こせる人のそばでその人のマネをしているだけで、脳はいつの間にかその行動パターンを自分のものとしてしまうのです。

こうしたことは実際、多くの人が経験しているのではないでしょうか？

たとえば会社の残業です。

入社当初は夜の7時まで残業することが苦痛で仕方がなかったのに、周囲の社員たちが当たり前のように9時、10時まで残業している姿を見ているうちに、いつの間にか自分も夜遅くまで残業をしているという経験をしたことはありませんか？　これが脳の適応力です。

ただし、**脳は正しいことだけに適応するわけではありません。**いいことにも悪いことにも簡単に適応していってしまうため、その点について注意を払うことも必要です。

残業の例でいえば、「仕事がないのにダラダラと残業していないか」「周囲に合わせすぎて仕事の終了時間が延びていないか」「明日の朝からやったほうが効率よくできることをあえて漫然とやり続けていないか」などと、振り返ることが重要です。

ナビゲーター選びもこれと同じです。

悩みグセをなくしたいのであれば、必ず行動力のある人に近づいていってください。

気が合いそうだからといって、悩みグセのある人に密着してしまうようなことがあれば、絶対に悩みグセはなくなりません。それだけでなく、マイナスの相乗効果で悩みグセが重くなる恐れがあります。

ナビゲーター選びは慎重に行い、**自分にとってプラスの影響を与えてくれる人を選ぶこと**、さらに人選が間違っていないか振り返って検証することをくれぐれも忘れずに。

悩んでいる人は〝顔〟でわかる

悩みグセのある人は、顔の表情に特徴があります。

まずこのタイプの人は、何か他人からいわれると、**すぐにどうしてよいかわからない不安な顔をしがち**です。過去の記憶にアクセスし、いまの状況を過去のネガティブな思い出と結びつけてしまうのです。その結果、「昔も同じようなことをいわれて、イヤな思いをしたな」という思考回路にはまり、不安そうな表情になってしまいます。

焦点が定まらず、**「心ここにあらず」という表情**もよく見られます。いろいろな状況に対応することができず、思考が停止してしまうのです。

こういうタイプの人は一度悩みを抱えると、その悩みにからめとられるような状態に陥り、その状態からなかなか抜け出せなくなります。

怒ったような表情も、悩みグセのある人によく見られます。

自分が考えていることをうまく表現できなかったり、やろうとしていることが思いどおりにできなかったりするため、不機嫌そうな顔になっているのでしょう。

前述したように、悩みを抱える人は思考系脳番地だけをグルグルと使っています。つまり、悩みグセのある人たちは、悩み自体をずっと考えてしまうことで**「自分」という個人を外から見ることができなくなっている**のです。

そこで私は、クリニックを訪れる相談者の状態を脳画像で示し、自分の脳の状態を客観的な視点で観察してもらい、同時に医師としてのアドバイスを行うようにしています。

本人の脳画像を目の前に置き、自分で自分の脳を観察してもらい、**自分の「悩みの根元」がどこなのかを探る**のです。

MRI脳画像を通じて、一緒に診断根拠を確認しながら、形のない捉えにくい「悩み」を実体のある「脳の形」として捉えられるようにするということです。

そうすることで悩みと脳が一体化するので、自分がどんな問題を抱えているのかがよく理解できます。

自分を客観視できる人は悩まない

前項で、ＭＲＩ脳画像を通じて、自分の「悩みの根元」を一緒に理解する診療の話をしました。一方、特別な対応をしなくても自分のことを客観的に観察できる人は、基本的に悩みを引きずりません。

自己観察の力が弱くなってくると、悩みはいっそう深くなっていくものです。

たとえば、他人から、どう思われているのかが気になり出し、そのことで頭がいっぱいになり、不安になってしまいます。

ひどいケースだと、「自分は嫌われているに違いない」と信じ込み、その考えが妄想のように大きくなっていきます。

こうなると、その悩みに押しつぶされそうになり身動きが取れなくなっていきます。

自分を客観視できる人であれば、「相手は自分のことなんかなんとも思っていない」と冷静な判断を下すことができるはずです。あるいは「**あの発言はまずかったかな。**

あとで謝っておこう」と、軌道修正をしていけます。

ところが自己観察力が弱いと、こうしたことができなくなってしまうのです。

ふさぎこんでしまうタイプの人は、見たり聞いたりした情報や行動した過程の記憶を自分の中で処理し、フィードバックすることが苦手な傾向があります。

上手にフィードバックするためには、

「あのときに自分はこうしたから、あのようになった」

「このことが判断できなかったから、ああなった」

というように、自分が行ったことをありのままに正確に事実関係を思い出して、自分を客観的に見るようにしてみる練習が必要です。

あなたにとって「大きな悩み」となっているものは、客観的に見るとちっぽけなことの場合も多いのです。それに気がつく方法を覚えることで、悩みを抱え込む頻度は格段に減少していくはずです。

脳番地を使い切る技術

以前、現代芸術家の村上隆さんのインタビューをテレビで見たことがあります。その頃、村上さんは「五百羅漢図展」を終えた時期で「次は何をしますか?」という質問に対し、「芸術家として五百羅漢を出してしまったので、もう死んでもいいと思っています」と答えていました。

芸術家として形に残せるものはすべて世に出し尽くしてしまったため、「もうやり切った」という心境のようでした。おそらく大きな仕事を終えて、新しいアートを生み出すための脳の働きがいったんは完全に停止した状況だったのでしょう。

「脳の働きが停止する」というと、あまりいい印象を与えないかもしれませんが、**一時的に停止させることは、脳に一時的な休息を与えることになる**ので決して悪いことではありません。

たとえば、非常に難しい数学の問題を解き終えて、答え合わせをして正解したとします。この瞬間、一気に気が抜けて脱力感に包まれます。なぜ気が抜けるかというと、先ほどまでフル回転していた脳が、急に活動を休むからです。

しかし、どんなに脳が停止したと感じても、すべての脳が働かないわけではありません。何かをやり遂げて、その後、十分な休息を取った脳は再び活力を取り戻し、動ける機会を待ち望むようになります。新しいアイデアは、こういう復活のタイミングで生まれたりします。

偉大な仕事や業績を残した多くの賢人たちの伝記を読むと、よく挫折や放浪の話が登場します。このような不遇な時期に脳をリラックスさせることで脳の使い方が変わり、その後の活躍につなげたのだと考えられます。

いままで酷使していた脳番地を使わなくなると、今度は別の脳番地が動き出すという現象が起きることもあります。その間、酷使されていた脳を休ませることです。

この休息の切り替えがうまくできないと、いつまでもズルズルと悩みを引きずりやすくなります。悩みグセのある人は、趣味や仕事に没頭した後、ゆっくり遠くの景色を見ながら散歩するなど、**動と静を使い分けながら定期的に頭のオン・オフを切り替える生活**を心がけるといいでしょう。

「イヤな記憶」は「同じ状況の成功体験」で上書き

本書をお読みの方には、「過去について悩んでいる」という人も多いのではないでしょうか。

たとえば、子どもの頃にクラスメイトからいじめられ、それがトラウマになって対人関係が苦手になっていたり、過去に犯した間違いについて、いまでも思い悩んでいたりすることもあるでしょう。

「あのとき、こうしておけばよかった……」

こんな感情を持ち続け、折にふれて思い出すのは実につらいことです。

もちろん、過去に起きた現象を変えてしまうことはできないので、これに関してはどうすることもできません。

しかし、「過去の悪い経験と似た経験状況にあえて自分を置き、それをうまく乗り越えることで記憶の上書きをする」ことは可能です。

人の脳はある種、木の年輪みたいなもので、過去に起きたことをベースとして成り立っています。この中から過去の一部分だけ取り去ろうとしても、できるものではありません。

過去にうまくいかなかったことを思い出してしまうのは、脳の回路がうまくつながっておらず、脳がなんとかして修正しようと考えてしまうためです。

そこで、「うまくいかなかった回路」と似ていても成功できた体験で上書きすることで、過去のイヤな記憶より現在の成功体験を思い出せるようになるのです。

私も、ある出来事をきっかけに、過去を変えることはできなくても、過去の記憶はいくらでも上書きすることができると考えるようになりました。その体験は次項で紹介しましょう。

もちろん、脳は昔のイヤな思いを覚えていますが、**新たな記憶がインプットされたことでそちらのほうが優位に立つ**ことになります。これによって、過去のイヤな思いを癒やすことができるというわけです。

過去の出来事は「1つの事実」に過ぎない

「はじめに」で述べたように、私は高校時代のちょっとしたイヤな記憶が邪魔をして、高校卒業後から長い間、当時のことを考えることさえ避けていました。

決して同窓生が嫌いだったわけでなく、当時の自分自身について楽しい記憶がまったく思い浮かばず、それがイヤでたまらなかったのです。同窓生と再会することになれば、当時の自分と向き合うことになるのは間違いなく、そのことから逃れていたというわけです。

しかし、いつかは向き合わなくてはならないと考えた私は、あるとき考え方を変えて、思い切って高校時代の同窓生たちに会ってみることにしました。同窓会への参加です。その際に決めたのは、**昔を思い出すためではなく、楽しい記憶を新しくつくるために会おう**ということです。

事前に心構えを決めていたおかげで、当時、一言も交わしたことがない同級生とも楽しい時間を過ごすことができました。すると面白いことに、昔の自分のことは1つの事実として捉えることができ、こだわりがまったくなくなっていったのです。

こんなにも簡単に変わった自分自身の心の変化には本当に驚きました。

この例のように、皆さんにもイヤな思い出やいじめられたなどの過去があるのなら、当時、ほとんど交流のなかった同窓生たちに会う機会をつくって、過去の忌まわしい記憶に新しい事実を加えてみてください。

正月休みやお盆の時期に、同窓会などが企画されたら、思い切ってそれに参加してみるといいでしょう。昔、同じ時間を共有した仲間はかけがえのない存在だと気づくことができます。

学生時代の出来事に限りません。ビジネスシーンでも、家庭での出来事でも、イヤな思い出から**逃げるのではなく、あえてそこに踏み入って脳に新しい情報を組み入れるという対処法**です。新しいことを体験して、より楽しい記憶をつくっていくのです。

イヤな思い出が深刻であればあるほど、そう簡単に過去の記憶にふれることができないとは思います。しかし、ここで述べたような対処法もあるということを覚えておいてください。

頭の片隅にずっと残っていた後悔

脳に新たな情報を入れていくことに関して、もう1つエピソードを紹介しましょう。

私には、同じ中学校と高校に通った異性の同級生がいました。

中学時代にはよく会話を交わし、同じ進学校を受験しないかと誘うほどだったのですが、実際に同じ高校に入学するとほとんど話をする機会もなく、私たちはそのまま卒業して別の道を進んでいくことになりました。

とはいえ旧知の仲なので、地元に帰って顔を合わせるとお互いに近況報告をするなど、友人関係を続けていました。

ところが私が医師になり、その後、研究のためにアメリカに引っ越したこともあって、20年以上、彼女と顔を合わせることはありませんでした。そしてある年、久しぶりに地元に帰ると、彼女が病気で亡くなったと聞かされました。

親友というわけではなかったのですが、長いこと知っている間柄なので、彼女は私の中で大切な友人として存在していたのです。

そのことを認識したのは、彼女が亡くなったと聞かされて大きな喪失感を覚えたからです。

それからしばらく、私は彼女のことをしばしば思い出すようになります。

実は彼女が亡くなる前年、アメリカから短期帰国し、地元に戻ったことがありました。時間があまりなかったので旧知の人たちにほとんど会わず、そのままアメリカに戻ってしまいました。

そうしたことがあったので、「あのときに連絡しておけば話もできただろうし、病気についても医者としてアドバイスができたのかもしれない」と思うようになり、後悔がなかなか消えませんでした。

これはもちろん、私の一方的な気持ちに過ぎません。彼女には夫も子どももいましたから、家族に囲まれて最期を迎えられたはずです。それがわかっていても、友だちとして何かできたのではないかという悔いが拭いきれませんでした。

しかし、**その後、私の鬱々とした思いを晴らす出来事が起こった**のです。

「客観的情報」が苦い記憶を癒やすこともある

私の鬱々とした思いが晴れたのは、実家の母親からの電話がきっかけでした。彼女が亡くなってからしばらくして、彼女の母親が私の実家を訪れ、話をしていったそうです。

そのときに私の母親は、私と彼女が高校を卒業してからも交流していて、しばしば話をしていたということを伝えたそうです。

彼女の母親はそのことを知らなかったようで、私と交友が続いていたことを初めて聞かされ、生前の娘の姿にふれた思いがしたといって喜んで帰っていったとのことでした。その話を電話越しに聞き、私は抱えてきた暗い気持ちが徐々に晴れていくのを感じました。

それから少しして高校時代の同級生たちと会うと、亡くなった彼女の話になりました。そのときに私は、しばらく会っていなかった間の彼女の消息を聞くことができたのです。

彼女とはもう話ができませんが、同級生から彼女に関する話を聞くことによって、頭の片隅に居座っていた後悔に似た思いは完全になくなっていきました。

どんなに悩んでいても、**脳に新たな情報を入れていくことで、人はそれまでとは違った感情を抱けるようになります。**つまり、私は彼女に対して、自分の思考系脳番地だけを活発に働かせて思い悩んでいたのです。

しかし、この状態を変えることに成功しました。

彼女に関して、親族の肉声や友人たちが彼女について話す表情、そして彼女に対する新たな理解といった、聴覚系・視覚系・理解系などの脳番地を使いながら新しい情報を入れて考えることで、**彼女にまつわる記憶をアップデートすることができた**のです。

これは人間の脳が持つ素晴らしい能力だと思います。この能力を存分に発揮させることができれば、悩みグセからも必ず脱却できるのです。

望んだ進路に進めなくても悩むことはない

小児科医としてキャリアをスタートした私ですが、途中で「自分は脳のことが知りたかったのだ」ということを再発見することになります。このときは**「自分のやりたい道に進むため、この期に及んで大幅な軌道修正をすべきだろうか」**と、かなり真剣に悩みました。

脳に興味があることが薄々わかっていながらも、医学生の段階ではまだ明確にできなかった理由は、医学部でのカリキュラムの中に自分の知りたい脳のテーマが一切出てこなかったことも原因の1つでした。

その後、卒業が近づき、私は母校の昭和大学から離れ、別の大学で働くことも選択肢の1つとして考えることにしました。そして、いくつかの医療機関に手紙を送ると3カ所から返事が届きました。

それらは、慶應義塾大学病院のリハビリテーション科、東京大学医学部の医用電子研究施設、そして最後が昭和大学医学部大学院小児科学でした。

これらの選択肢を見て相当悩んだ私ですが、医師として聴診器を外すことにあきらめがつかず、結局母校の昭和大学に進むことになります。

しかし、小児科医をしながら子どもたちの脳のMRI画像に接している間に、どんどん新しい研究テーマがわき出てきました。多いときには国際学会で4演題同時に推薦されて、発表することになりました。いつの間にか、研究の一部が、のちの2003年にノーベル生理学・医学賞を受賞したポール・クリスチャン・ラウターバー博士の目にとまります。

一流の研究者からの導きで結果的に軌道修正することを選び、昭和大学を離れて渡米し、新たな脳研究の道に進むことを決断しました。


医学部を卒業してから30年以上経ったいま、改めて振り返ってみると、ずいぶんまわり道をしてきたなと思うことがあります。しかし、そのことを後悔しているわけではありません。

卒業時に進むかどうかをずいぶん迷った慶應義塾大学病院や東京大学での仕事です

が、自分のやりたい脳の研究を進めていくうちに、慶應義塾大学病院のリハビリテーション科と縁を持つ機会ができました。

メディカルエンジニアリングにも非常に興味があったため、東京大学を選べばよかったかなと思うこともありましたが、気がつけば、その後、東京大学に研究室を持っていた時期もあり、自分自身でメディカルエンジニアリングのパテントを10個以上持つまでになっていました。脳計測と脳診断に関わるもので、すべて自分で開発したものです。これらの中にはいま、世界の700以上の施設で使われるまでに発展した脳計測法ｆＮＩＲＳ（エフニルス）のテーマもあります。

卒業してから何年もの間、仕事場を転々としてきた私ですが、**自分のやりたいことだけは見失わなかったため、最終的には自分が望んだ形で仕事ができる**ようになっているのです。

このことに関しては、自分の本心に背を向けることなく、実直に向き合ってきたおかげだなと自負しています。

脳は常に前向きな答えを探してくれる

この本を読んでいる人の中には、自分が勤めたかった会社の採用試験に落ちて、仕方なくいまの会社で働いているという悩みがある人もいるかもしれません。

いまの会社で満足して働いているのであれば問題はありませんが、仮に満足を得られず、それが悩みになっているのであれば、**自分にしっかりと向き合って、自分自身に問いかけてみてください。**


「どうして試験に落ちた会社に行きたいと思ったのか？」

「その会社に入って、何をしたかったのか？」

「その会社に入ることで、何が得られると思ったのか？」

「いまの会社で働くことに不満を抱いているのはなぜか？」

「このままの状態で働き続けるのか？」

「自分が本当にしたいことは何なのか？」
「それをするために、いま自分は何をする必要があるのか？」

これらの具体的な問いかけを箇条書きして、一つひとつ答えてみてください。

あなたの脳は必死になって答えを探そうとするはずです。その答えをしっかりと分析しながら、これからの進路を再び組み立てていけばいいと思います。

どんなにまわり道をしても、最後に自分が望むゴールにたどり着けば、それまでの苦労や悩みは一瞬にして吹き飛びます。

すぐに行動を起こすのか、じっくりと計画を立ててから行動するのか、どちらでもかまいません。

自発的に考え始めることが大切です。その時点であなたの脳は前向きな答えを探し出すでしょう。

あなたさえあきらめなければ、必ずゴールにたどり着けるものなのだと信じ、「問いかけ」を始めてみてください。

第5章

「伝わらない」がなくなる脳の練習

大切なのは表現力ではなく観察力

自分の意見や考えが相手にうまく伝わらないと相談されることもよくあります。伝わらない最大の原因は、**自分の言葉が相手の理解力にマッチしていない**からだといっていいでしょう。

相手の理解力に合わせて話すことができない人は、**右脳の感情系と理解系の脳番地が弱い**ケースが多いようです。

この部分の脳が活発に動かないと、相手のことを考えて、相手に合わせて話すことが上手にできません。これに加えて、コミュニケーションを図る際には伝達系脳番地を使うことも求められます。

いくらこちらが説明しても、相手がそれを理解してくれなければ、こちらの意図が伝わるわけはありません。

伝わらないのは、伝え方の問題ではなく理解力の問題であるということを認識しておいてください。このことがわかれば、相手に伝えるための対策を考えやすくなります。

相手に何かを伝えるときには、まず、相手が苦手にしている分野やわからない言葉を使うのを避けること。できるだけ相手が理解できそうな**〝共通言語〟を使ってコミュニケーションする**ことを心がけましょう。

また、自分の意思が伝わらないのは、しゃべり方が下手だからと考えている人が多いのですが、これは必ずしも正しい考え方ではありません。

やはり、相手の理解力に合わせて話さないと、いくらしゃべり方が上手でも自分の意図を理解してもらうことはできないのです。

自分の思いが伝わっていないと感じたら、相手の立場になって考えてみてください。その姿勢さえ忘れなければ、必ず伝わるようになるはずです。

まずは相手のことをよく見よう

相手の立場を考えながら話す方法は、私自身も常に取り入れています。

私の場合、いろいろな出版社から本を出させてもらっていることから、編集者と話す機会が頻繁にあります。彼らと話していてつくづく思うのは、相手の立場を考えようとすると、言葉づかいや話題さえも変わってしまうのだなということです。

たとえば、若い編集者が相手だと、なるべく若者が理解しやすいような言葉やテーマについて話そうとしますし、年配の編集者が相手だと、健康問題などを話題にしてしまったりするのです。

もちろん相手の立場を考えて興味を持ってくれそうな話題を持ち出しても、実際に相手がそれに興味を持っているとは限りません。

ただし、こちらが相手のことを考えているという姿勢はわかってもらえます。そうすると、相手の中に、こちらのいっていることを理解しようという気持ちが生まれてくるものです。

このように**お互いが同調する雰囲気が出てくれば、双方の考えがスムーズに伝わるようになります。**

会社の中の関係においても、相手の立場になって動くことは大切なことです。たとえば、上司から頼まれていなくても、おそらく必要であろうと思われるものを事前に準備しておくと、よい評価を得られるようになるでしょう。

人のために必要なものを準備するのは、一見受け身的な行動のようですが、自ら率先して準備ができるので、実は脳に積極的な働きをさせているといえます。

このように、相手の意図を理解して動くように心がけると、相手の心の中にこちらのことも理解しようという気持ちを芽生えさせることになり、結果的に自分の意図が容易に伝わるという効果を生み出すのです。

すごい指導者はどんな「伝え方」をしているか

ビジネスの交渉事などの場面で、こちらの要求を先方にきっちりと伝えたいときも、先方に合わせた言葉を使い、要求の中身について正確に理解してもらうことが重要になります。

こうしたケースで大切なのは、相手についての情報収集を行うことです。自分たちの要求だけでなく相手が求めていることを事前に調べておくことで、自分たちに有利な先手を打つことが可能になります。

適切な情報が収集できていれば、間違った判断をすることも少なくなります。たとえ1回失敗したとしても、情報収集能力を保持していれば、次に成功する確率は高くなるでしょう。

以前、講演会でお会いしたアーティスティックスイミングの名指導者の井村雅代さんにうかがった話ですが、彼女は自分のチームの演技の素晴らしさを審判員に「伝える」ため、採点基準に関して綿密に調べ上げるそうです。それと同時に、自分が指導する選手に関する情報収集も徹底的に行い、彼女たちの状態を常に的確に把握することに努めていると語っていました。

そこまでしたうえで、彼女は選手たちに具体的な指示を出していきます。なかでも私がすごいなと思ったのは、演技の前の段階から「審判員に対して朗らかに礼儀正しく接しなさい」と教えていることです。そうすることで、**審判員の気持ちをオープンにし、自分たちの演技の素晴らしさが正確に伝わる**ように工夫をしているのです。

もちろん、井村さんが指導するチームがこれまで出場したほとんどのオリンピックでメダルを取るほどのよい成績を出しているのは、演技自体のクオリティが高いからですが、そうした実力を備えていながら、油断することなく審判員への気配りという詰めを行っていることに感心させられます。

相手に自分の意思を伝えるために、ここまで徹底しろとはいいませんが、ここまできっちりと行えば相手に確実に伝わるというよい例だと思います。

脳の発達状態は人それぞれ

人というのはそれぞれに特徴があり、日々異なる生活を送っています。改めて考えてみると、これだけ違いのある個人がお互いのことを理解し合えるというのは、奇跡的な現象といってもいいのかもしれません。

お互いを理解し合える理由を考えてみると、やはりそれは脳番地の構成要素が同じだからといっていいでしょう。発育や発達の状況は違っていても、脳番地を構成する細胞の種類に違いはありません。そのため、人は相手のことを理解することができるのです。ただし、問題となるのは、**脳は脳番地ごとに成長する**ので、脳の発育や発達状態が人によって大きく異なるということ。そのため、**ある人にとっては簡単なことであっても、別の人には理解するのが難しい場合がある**のです。

こうした事実があることを前提として、相手のことを考えながらコミュニケーションを取れば、「伝わらない」ことは少なくなっていくはずです。

気持ちを伝えたければ、まず共有する時間を持つ

自分の思いが「伝わらない」ことの典型的な例は、片思いのケースかもしれません。恋愛感情に限らず、仕事でも趣味の世界でも**もっと関係性を深めたいのにうまく伝えられない**相手がいる方も多いでしょう。

片思いの人ができると、誰もが冷静さを失ってしまうのではないでしょうか。まわりのことが見えなくなり、場合によっては好きな相手のことも冷静に見られなくなってしまいます。

こうなると、自分の中では妄想ばかりがどんどんふくらんでいきます。相手とちょっと目が合っただけで、「自分のことを気にしているのではないか」、あるいは「変なところを見られたのではないか」と思い込み、気持ちを動揺させてしまうのです。

ところが、本当のところを探っていくと、相手は自分のことなどなんとも思っていないというパターンがほとんどではないでしょうか。

いずれにしても、片思いの相手との関係を進展させたいのであれば、冷静になって状況を把握しなくてはいけません。さらには、タイミングを見計らって、相手に自分の気持ちを伝える必要もあります。しかし、それをするのが怖いといって臆病になってしまう人も多いようです。

では、好きな相手に対して臆病にならないようにするには、どうすればいいのでしょうか。

確実にいえることは、その相手とともにかく時間を共有することです。好きでもない人同士であっても、同じ時間を一緒に過ごすと相手に好意を抱くようになるという研究結果があります。

こうした**同じ時間の記憶を共有することで脳が共感しやすい仕組み**を利用して、相手と親しくなるチャンスをつくるといいでしょう。

だからといって、「すぐにデートに誘いなさい」と提案しているわけではありません。

人間の根本の欲求として、他人とコミュニケーションを取りたいというものがあります。この欲求の力を借りて、親しくなれるような枠組みをつくっていくのです。

できるだけ長い時間を共有するには、ただ単に会話をするだけでは十分ではありません。そこで、たとえば相手が参加しているプロジェクトや部活、サークルなどに自分も参加し、時間を共有できるような環境を用意します。

一緒に過ごす時間が増えると、自然と親近感は高まることになります。また、同じ出来事を体験すれば、親しみはさらに深まるでしょう。

こうした状況を整えることができれば、最終的に自分の思いを伝えることも困難ではなくなっていくはずです。

ただし、相手に自分の思いを伝えることと、恋愛を成就させることはまったく別のことなので、結果については保証の限りではありません。

私が実践する「伝え方の工夫」

専門的なことを伝えようとすると、どうしても専門用語を使って物事を説明してしまいがちです。まずは、それをやめましょう。

伝えたいことが専門的な知識であっても、誰もが理解できるわかりやすい表現で話しているように説明できれば、間違いなく多くの人にわかってもらえるでしょう。

ほかにも、やはり相手の状況を考えて言葉を選ぶことが大切です。

私のクリニックには、年齢や性別も異なる患者さんたちがやってくるので、そのたびに極力相手に合わせて会話を交わすように心がけています。

たとえば、不登校になってしまった子どもと一緒にクリニックを訪れる親に対する話し方と、実際に不登校になっている子どもに対する話し方は、まったく違うものになります。

同じ子どもが相手でも、**5歳の子どもと7歳の子どもに説明するには、異なったアプローチをする**必要があります。

5歳というと脳の発達が活発な時期ですが、言語系の脳はまだ発達が不十分な時期です。この時期には、絵などを使って説明してあげると子どもには伝わりやすいものです。

一方、7歳の子どもの場合は、だいぶ脳が発達してきていますが、まだまだ未熟なので、必ずしも絵を使う必要はありませんが、簡単な言葉で説明してあげなくてはなりません。

「伝わらない」という現象が起きるのは、誰もが、自分と同じレベルの言語を使って相手もコミュニケーションを取っていると勘違いしているからです。

同じ日本語を話していても、どのレベルの日本語を使うかによって、伝わり方が大幅に変わるのです。

このことを自覚しながら、コミュニケーションを図るようにするといいでしょう。

「伝わらない」がなくなる、究極の方法

かなりの努力が必要ですが、確実に相手に伝わる究極の方法があるのでお教えしましょう。それは、自分自身が魅力的な人間になってしまうことです。

これまで述べてきたこととは逆説的な考え方ですが、自分の伝えたいことをわかってもらうため、**相手に「自分のことを知りたい」と思ってもらう**のです。

魅力的な人間とは、どんな人たちでしょうか。イケメンや美人、あるいは人気のお笑い芸人のような人たちでしょうか。確かに、そうした人たちは魅力的かもしれません。しかし、すべての人がイケメンや美人、人気のお笑い芸人になれるわけではありません。

では、ごくフツウの私たちはどうすれば魅力を備えることができるのでしょう。それは、ほかの人たちが知りたいと思う情報を発信できるようになることです。

自分しか知らないことを常にいくつか持っていると、まわりの人たちは興味を持ってくれるはずです。このことを意識して、まわりの人に話せるような自分だけの知識を身につけてみてください。

魅力的な人間が、多くの人の関心を一身に集めているいい例があります。ノーベル賞授賞式での日本人によるスピーチです。

その様子をテレビで見たことがありますが、正直にいって、他国の受賞者に比べると、日本人受賞者の英語というのは概して流暢とはいえないような気がします。

ところが、聴衆の様子を見てみると、彼らは食い入るように日本人受賞者のスピーチに聞き入っています。これを見ればわかるように、英語があまり上手でなくても話す内容が優れていれば、「相手が」理解しようと努めてくれるのです。極論すると、これが**伝えるためのもっとも理想的な形**なのかもしれません。

もちろん、ノーベル賞級の知識を身につけられる人は世界のごくごく一握りの人です。一般の人がなんらかの情報を身につける際には、知識のレベルはガクンと落としてしまっていいのです。

ただし、心がけてほしいのは、ほんの少しだけでいいので、ほかの人が知らないような情報を必ず取り入れるようにすることです。それがあれば、周囲の人は興味を持って話を聞いてくれるでしょう。

そのためには、**自分の好きなことをとことん極めていく**のもいいでしょう。私も小児科医でありながら脳のことを知りたかったので、その分野を突き詰めていきました。その結果、多くの人に興味を持ってもらえる知識を増やすことができたのです。

このあたりのことを心得ているビジネスパーソンは、飲みながら同僚にあれこれとウンチクを語ったりすることが上手です。まさにあれは、独自の情報を発信しながら自分の話をうまく伝えるための「技」といっていいでしょう。

これとは別に、自信を持つということも相手に物事を伝える際に大きな役割を果たします。

「その話、絶対面白いから、もっと多くの人に伝えたほうがいいよ」

こんなことをいわれれば、胸を張って話ができるのではないでしょうか。

自信がつくと、人の脳はやる気になって飛躍的な働きをし始めます。そんなモードに入ったときは、堂々と自分のいいたいことを発表してください。まわりの人は、きっとあなたの話を理解しようとして耳を傾けてくれることでしょう。

第6章

「決められない」がなくなる脳の練習

「決められない人」は思考系脳番地が弱い

「レストランで、すぐにメニューが決められない」

「イエスかノーかをはっきりといえない」

「順序立ててアクションを起こせない」

決められない人たちの典型的なパターンを3つほど挙げてみました。

決められない人は左脳の思考系脳番地が弱く、悩みグセのある人と傾向が似ています。

仮に、このタイプの人と横浜・中華街へ食事に出かけていったら、おそらく次のようなことになるでしょう。

中華街には数多くの中華料理店が軒を連ねています。それでも行き慣れた人であれば、中華料理の種類を判別して、自分の食べたい店を見つけることができると思います。

しかし、そうでない場合は、どこも同じようなお店に見えてなかなか決められず、中華街の路地を歩きまわることになりかねません。

こうした無駄足を避けるには、事前にある程度の目的を決めておく必要があります。

たとえば、「今日は小籠包を食べる」といった具合です。そうしないと中華街に入った瞬間、無数の「チャイニーズ・レストラン」が目の前に現れたような感覚に陥ってしまいます。ただでさえ決められないのに、それに輪をかけて決められなくなってしまうでしょう。

中華街の例を出しましたが、決められない人はそのほかのシチュエーションでも決めることができません。

こうした状況を少しでも回避するには、**自分の中で事前にある程度の方向性を決めておくことが有効**です。

左脳の思考系脳番地は、その決断に適応して働こうとするので、これだけを心がければ次第に決断力が強くなっていきます。

組織のリーダーはどう決断しているか

それでは企業経営者のような常に重大な決断を求められる立場の人は、いったい脳のどの部分を使っているのでしょうか?

いろいろなことを検討した末に決めるはずだと推測し、思考系脳番地を使っていると思う人が多いと思います。

ところが、**人が「決める」という作業をする際には、必ずしも思考系脳番地を集中的に使うのではなく、自分の脳の中でもっとも強い場所を使おうとします。**

たとえば、記憶系が発達した社長であれば、過去の経験に基づいて判断するでしょうし、理解系が強い社長であればデータを分析して判断するでしょう。

企業経営者の中には思考系脳番地が弱く、人の話を聞いてばかりであまり自己主張をしない人もいます。

はたから見ると、どこか頼りない印象を与えるかもしれませんが、このタイプの人たちは、決断に迷うと右脳と左脳の両方に存在する理解系脳番地を機能させて、決断を下していきます。

理解系脳番地が発達している人は、自分の周囲の情報をよく把握しています。その情報をもとに、自分なりの理屈を組み立てて方針を決めていくのです。すべきことの内容や自分の役割を納得することで、さっと決めることができます。

こうした決定は、ときに独自色が前面に押し出されるため、まわりの人たちから見ると勘に頼っているのではないかと映ったりします。

しかし、決して天から降ってきたような勘に頼っているわけではないのです。しっかりとした根拠のある勘であり、それはむしろ「観」に頼っているといっていいかもしれません。**よく理解した結果、先が観える状態になって働かす「勘」**なのです。

発達した脳番地を使えば、正しく決断できる

前項で述べたように、一般に人が決断をする際には、各人の脳の状態によって傾向が分かれていきます。聴覚系脳番地が発達している人はいろいろな人から話を聞き、情報収集をしながら決めようとしますし、視覚系脳番地が強い人は「実際に見せてくれますか?」などといいながら、見た情報をもとに決めようとする傾向があります。運動系脳番地が強い人は「ちょっと使わせてください」といって、自分で実際に体験したうえで判断しようとするでしょう。

このように自分が得意とする脳番地を使って人は物事を決めていくのですが、強みとなる脳番地がはっきりしていない人は、なかなか決めることができません。

ただし、**強みとなる脳番地のない人はいません。**誰にも発達している脳番地はありますが、それが何なのか気づいていないだけです。「決められない」と悩んでいる人は、**まずは自分の得意な脳番地はどこなのかから考えてみましょう。**

聴覚系が強いのであれば、耳から入ってくる情報を頼りに決断してみるといいでしょう。この場合、目から入ってくる情報に頼ってはいけません。視覚系に頼ろうとすると、いつまでも決められないという事態に陥る可能性が高くなります。

ただし、聴覚系が強すぎると周囲に影響されすぎてしまうという難点があるので、その点だけは気をつけるようにしてください。そうしないと、誤った風評に基づいて判断を下してしまう恐れが出てきます。

視覚系が強い人は、目から入ってくる情報を頼りにしてみてください。たとえば、何かの商品を買うか買わないかを決める場合、周囲の話を聞いてばかりいるといつまでも決めることができません。もちろん、話を聞いてもいいのですが、最終判断は自分の強みである視覚分析力をフル活用し、見て感じたことをよりどころにするべきです。運動系が強い人は、先ほども述べたように実際に使わせてもらい、使った感覚を大事にして決めるといいでしょう。

どんな人であっても、自分の脳の中に必ず強い脳番地を備えています。

序章で説明した脳番地の特徴などを参考に、**自分の強みを発見して、それを意識的に使う**ようにしてみてください。

「行動に移せない人」の頭の中

思考や判断に大きく関わる**左脳の思考系脳番地が発達していない人**は、他者から細かい指示があると、それを理解して行動することができるのですが、**自分で考えて自発的に行動するのが苦手**です。

左脳の思考系脳番地をさらに細かく見ていくと、外側部と内側部に分けることができます。

外側部はワーキングメモリー（作業記憶）といって、取り入れた情報を素早く処理していきます。一方、内側部のほうは、プランニングや行動計画と連動していると考えられています。ここが働くことでアクションを促しているのです。

この脳番地が効率的に働くと、実に創造的な行動が生まれることがあります。まさにこれは、左脳の思考系脳番地が完璧に機能したケースといっていいでしょう。

何かを創造するときには、最終的に頭の中で考えたことをアウトプットして周囲に見せなくてはいけません。それが表に出てくるまでには、多くの人の助けを借りたり、ものすごく時間がかかったりもしくは瞬時に完成させてしまったりと、いろいろなパターンがあると思います。

「創造」という言葉でひとくくりにしてしまうと、どれも一緒のように思えてしまいますが、それが表に出てくるまでのプロセスは一様ではありません。

ただし、いずれのパターンでも左脳の思考系脳番地の働きが弱いと、自発的な実行力が発揮されることはまずないでしょう。

話を戻しますが、人が自発的に行動し、決断をしていくためには左脳の思考系脳番地を働かせる必要があります。

さらにいうと、**視覚系脳番地も働かせて、全体的な状況を把握していく**ことも求められます。

仮に決断力が備わってきたとしても、それを発揮するタイミングや状況がつかめていないと、的外れなことが起きてしまいます。反対に、思考系と視覚系の脳番地をバランスよく機能させることができれば、的確な判断を下せるようになるはずです。

「好き嫌い」より「理屈」で決める

決断には、感情系脳番地が重要な役割を果たしています。

たとえば、お店に行って洋服を選ぶとき、感情系脳番地が弱ければ、気に入ったのか気に入らないのかをはっきりさせることができません。これではいつまで経っても迷い続けてしまいます。

この場合は理論的な観点を持つようにすると、決断を下せるようになります。

「自分がいま持っている服は青系が多いから、赤系の服を買うことにしよう」

このように感情系脳番地の弱い人は好き嫌いではなく、理屈で考えていくといいのです。

自分だけに関係することなのか、それとも他人にも関係することなのかによっても、決断ができるかどうかの難易度が変わってきます。

なかなか物事を決められない人は、当然ながら、他人に影響を与えるような決断には尻込みしてしまいます。

自分の決断に関して、周囲の人たちがどう思うのかを考えすぎてしまうため、結局、何も決められなくなってしまうのです。

このようなケースでは、他人がどう思うかということは頭の中から一度除外して、**自分がもっとも望むものは何なのかをじっくりと考えてみる**ことです。

それを把握したうえで、その気持ちに寄り添って決断を下すようにするといいでしょう。

朝いちばんに鏡を見て自分の「いいところ探し」

「決められる」ようになるための近道は、自分の感情に向き合い、自分が何を求めているのかを普段からよく知っておくことです。

このプロセスをスムーズに行えるようにするには、左脳の感情系脳番地を強化していくといいでしょう。

左脳の感情系脳番地を強化するには、自分を深く知ろうとすること、自己分析力と自己愛を育むことが大切です。ナルシシズム的な傾向を帯びてしまうかもしれませんが、**常に自分自身のことに関して興味を持ち続ける**ようにしてください。

具体的な練習方法としては、朝いちばんに鏡を見て、自分のコンディションのいいところを探してみたり、筋トレをして腹筋や腕の筋肉がついてきたことを確認して満足感を得るといったことを実践するといいと思います。

こうしたことをしながら自分に興味を持っていくことで、左脳の感情系脳番地は伸びていきます。

利他心が強いことは、倫理的には決して悪いことではありません。しかし、あまりにも利他心が強くなると自分を振り返ったり、自分のやったことに納得したりする時間が少なくなります。左脳の感情系脳番地を伸ばすためにはある程度、自己中心的になるくらいのほうがいいでしょう。

左脳の感情系脳番地が弱い人の典型といえるのが、会社のために身を粉にして働いている会社員です。

最近は「会社が命」という人は減ってきましたが、それでも彼らの多くが自分を押し殺しながら、会社のために自分の時間の多くをささげています。

それも1つの生き方かもしれませんが、**脳をバランスよく発達させていくためには、自分自身のこと、自分の欲求を深く見つめて考えることも大切**なのです。

電車に乗ったら「次の駅で降りる人」を推理する

「決める力」を鍛えるには、**視覚系脳番地を強くする**ことが効果的です。目で判断する行為には、視覚系脳番地とともに考えて行動する脳、つまり、思考系と運動系の脳番地と密接につながって働く必要があります。

ここで1つ、満員電車の中でできる脳の練習方法を紹介しておきます。

電車に乗ったら、周囲の人たちの立ち位置や顔つきなどを見渡して、彼らの邪魔にならないように自分が入っていける隙間を見つけてください。

電車が走り出したら、次の駅で開くドアが右側なのか、左側なのかを予想してみます。そしてそのことを考えながら、電車が停車した際に自分が取るべき行動を思い描いておくのです。

自分がドアの外に出たほうがいいのか、それともその場でじっとしていたほうがいいいのか、人の動きを想像しながら行動の準備をしていきます。

その際に、**人の流れを視覚的な情景として思い浮かべていくと**、的確な判断ができるようになっていくでしょう。

電車の中の人の動きを観察していると、「あと半歩動いてくれれば、人の流れがスムーズになるのに」と感じるときがよくあります。ところが、何も考えていないと、周囲の状況を読むことが一切できなくなってしまうのです。

電車に乗ったときには、後ろにいる人たちがどうしたいのかということを頭の中で想像し、すぐに動けるようにしておくことは混雑解消のためにも役に立ちます。それと同時に、周囲の状況に敏感になることは脳へのよい刺激にもなります。

また、立っているのに疲れてきて座りたいなと思ったときは、座っている人たちの顔つきやしぐさに注目するようにしてみてください。読んでいた本を閉じたり、スマホをしまい込む人がいたら、次の駅で降りる可能性は高いと考えられます。

まわりの人の迷惑にならないように気をつけながら、次の駅で降りそうな人の前に移動していくと、座れる確率が高まるでしょう。

人のしぐさや周囲の状況の変化を観察することは、記憶力の強化にもつながっていきます。不快な気分になりがちな満員電車の中ですが、発想を変えて脳の練習の場として捉えてみてください。

人の動きを予想するトレーニングを普段から行っていると、仕事でも役に立つ機会が出てくるでしょう。

たとえば、上司の行動パターンがわかってくれば、何を欲しているのかが見えてくるので事前に準備をしておくことができるようになります。接客業をしている人は、お客さんが要望しているものが見えてくるようになるはずです。

こういうことを察知できる脳をつくっていけば、「決められる人」「できる人」になっていくことは間違いありません。

第7章

「イライラする」がなくなる脳の練習

イライラするのは思いどおりにならないとき

思いどおりにいかないと急に怒り出したり、文句を言い出す人がいますが、こういうイライラしやすい人たちの脳は、右脳の理解系脳番地があまり発達していないことが多いようです。ここが弱いと**「空気が読めない、状況がつかめない」という状態**になりがちです。

そのほか、多くのことに興味がありすぎて、いろいろなものに手を出してしまう人や落ち着きのない人、集中力のない人、持続力のない人もイライラしやすいタイプに分類できます。

集中力がないというのは、ＡＤＨＤ（注意欠陥・多動性障害）の人にも同じ傾向が見られます。トラブルが多発したり、自覚しているのにすぐ怒ってしまうなど、あまりに症状が強い場合は医師に相談することも考えましょう。

集中力を高める練習方法でいえば、利き手とは反対の手を使い、箸で豆をつかんで移動させる訓練があります。慣れていないので、上手に行おうとすると神経を集中させなくてはなりません。これをトレーニングとして続けていくと、集中力を高め、イライラの軽減につながります。

外的な状況に敏感になりすぎて、イライラしてしまうタイプの人たちもいます。この場合は理解系脳番地が弱いのとは違って、右脳の感情系脳番地が発達しすぎていて、過剰に影響を受けてしまうと考えられます。

先ほどまでやろうとしていたことがあったのに、友だちに誘われたからといって、すぐに予定を変えてしまうような人は、いろいろなことに興味があったり、外部からすぐに影響を受けてしまうような人で、イライラしやすい性格の持ち主です。

ただし一方でこうした人はイライラしてもあまり根に持たないタイプといえます。その理由は、記憶系脳番地が弱いケースが多いからです。すぐに忘れてしまうので、次のことに関心が移りやすいのです。

「イライラする」をなくしていく努力をする前に、**自分がどんな原因によってイライラしやすい**タイプなのか、分析しておくといいでしょう。

反応する前に「ひと呼吸」置く

思いどおりにならないときに、人はイライラしてしまうという話をしました。つまり、**想定外のことが起きると、脳がそれに対応することができずにイラッとしてしまうのです。**

フルマラソンに参加し、めでたくゴールインした後、ゴールの場所が間違っていたので、あと5キロメートル走らないと完走したことにならないといわれたら、ほとんどの人が「ふざけるな！」といって、カッとなってしまうでしょう。

ゴールしたと思って一度オフになった脳を改めてオンにするのは、かなりのエネルギーが必要です。脳はそれを嫌がって、イライラのサインを送ってきます。

では、こういう形でイライラしないようにするにはどうすればいいのでしょうか。

それは、自分の中にある**「想定内の範囲」を広げていく**ことです。どんなことが起きようと、それが想定内のことであればイラッとすることはありません。

誰かと話していて、なかなか理解してもらえないときにイライラしそうになったら、すぐに理解してもらえないのは想定内のこととして、イライラしないように自分に言い聞かせます。

このように気持ちを落ち着かせることができれば、「もしかしたら、自分の説明が下手なのではないか」と、冷静な姿勢を保つことができるはずです。

もしくは、気分を害するようなことをいわれたとしても、「たまたま口に出てしまっただけで、相手にはこちらの気分を害する意図はなかった」と捉えられるようになると、イライラすることもなくなります。

いずれにしても、すぐに反応するのは避け、ひと呼吸入れるようにしてみることです。たったこれだけのことで**脳をクールダウン**させることができ、気持ちがどんどん穏やかになっていきます。

まわりの状況や相手の性格が変わらなくても、自分が変わることができれば、イライラの原因を一気に激減させることができるのです。

週に1日「一切反応をしない日」をつくる

私の妹は、幼少の頃から常に私の**3倍速、5倍速で物事をテキパキと処理**していきます。50歳を過ぎた最近は、一段と処理スピードが上がっている気がしていました。

そこで、あるとき「そんなに速くできるのはどうして？　お母さんも速いけれど、もっと速いよね」と実家に帰った際に聞いてみました。

妹によると、**普段の生活の中で反応すべきことと、反応しないことを分けている**そうです。具体的には、仕事をしているときには、私生活のことなど仕事以外のことをいわれても、その場ではムダに反応しないように決めているそうです。家庭のことや趣味のことなど、細かいことを聞かれても詳しく説明せず、基本的には、やんわりとスルーしてやるべきことに集中するそうです。

とっさに聞かれると答えてしまうこともあるので、あらかじめ頭の中で反応しないことを言い聞かせて行動しているといいます。

今やるべきこと以外で会話を交わす必要がなくなると、淡々と仕事をこなして効率も上がっていきます。

仕事が終わって帰宅すると、今度は仕事に反応することはやめて、プライベートに集中します。

こうした仕事とプライベートの区別がはっきりとしたライフスタイルが身につけば、生活にメリハリがついてくるでしょう。特に、休日に仕事の対応をしないことになるので、イライラする状況も減ってくるはずです。

私も、以前よりいっそう仕事が多忙になっていますが、妹にならって1日の中で「反応しない時間」を設けること、加えて、**週に1日だけ仕事に「一切反応しない日」を設ける**ことで、仕事の処理がむしろ速くなっています。イライラすることも減り、もっと前向きになりました。

これらの例が示すように、「すぐに反応しない練習」をすることも、イライラをなくすためには効果があるといえます。

脳の働きを上手にシフトする練習

急激な「脳番地シフト」が起きると、イライラしやすいことも覚えておきましょう。

脳番地シフトとは、ある脳番地が集中的に動いているときに、ほかの脳番地を働かすような行為です。これが起きると、すごくイライラするのです。

たとえば、「昨日の朝したことを10個教えて」といわれ、それを思い出している途中に「いますぐ家を出てバスに乗って」といわれたら、あなたはどう思いますか？「ほかのことを考えているときに急なことをいうな」と感じ、イライラしてしまうでしょう。

ここでは、まず「昨日の朝したこと」で記憶系脳番地を使っている途中に、「家を出てバスに乗る」という運動系脳番地を使うことが必要になります。そのために急激な脳番地シフトが起きてイライラしてしまったのです。

こうしたことが原因でイライラしないようにするには、脳番地シフトが起こりやすい状況に慣れる訓練をして、脳番地のシフトをスムーズにできるようになるといいでしょう。

いちばん簡単な練習方法は、**スマホを操作する手を変えてみる**ことです。右手で操作していた人は、左手に変えてみてください。使う手を変えることで、脳の働きも変わっていきます。

ビジネスパーソンであれば、たとえば事業計画を立てるために熟考しているときは思考系脳番地が活動するので、考えが煮詰まった場合には情報収集に切り替えて理解系脳番地を活性化させてみます。あるいは、立ち上がって少し歩き、運動系脳番地を活性化させるのもいいでしょう。

このように**異なる系統の脳番地も意識的に働かせる**という脳のスイッチを入れ替えるトレーニングをすると、イライラしやすい性格が少しずつ改善していくでしょう。

“5分間だけ”あえてイライラして感情系の脳スイッチをオンにしてみる

「イライラ」を減らすもう1つの方法は、**自分の中の“脳スイッチ”に気づく**ことです。

脳の中には実際に生物物理的なスイッチがあります。ただし、私たちはそのスイッチを見て、手で押すことができないだけなのです。

右脳の感情系脳番地は、他人の感情に影響されて入る脳スイッチで、左脳の感情系脳番地は、自分で入れられる感情の脳スイッチです。

発想の転換を図り、他人からイライラさせられる脳スイッチと、自分からあえてイライラする脳スイッチがあると想定することで、**イライラが自分から起こったのか、他人の感情によって起こったのかを区別する**脳の練習をしてみましょう。結果、意図的に脳の働きをチェンジさせて、イライラを軽減することができるようになっていきます。

まず、脳の中に「イライラのスイッチ」があると仮定して、イライラしてきたらこのスイッチがオンになってしまったと考えます。

その際、無理にイライラを抑えつけようとせず、しばらくスイッチをオンのままにしておきます。左脳の感情系の脳スイッチをオンにするために、**「これから5分間だけ、イライラするぞ」とわざとイライラの感情を表に出してしまう**のです。その後、スイッチをオフにして、イライラを一気に静めていきましょう。

右脳の感情系の脳スイッチをオンにするには、昔、他人からイヤなことをいわれて感情が影響された経験をあえて思い出してみましょう。

大切なのは**「イライラはコントロールできる」と考えること**。

これができれば、脳の中につくられた感情のオン・オフスイッチを有効に使うことが可能になります。

第8章

「他人が怖い」がなくなる脳の練習

「相手がわからない」から怖く感じる

他人が怖い、対人恐怖症という悩みもよく相談されます。

そういう人は相手とコミュニケーションを取りたいと思っているのに、その前に「相手が怖い」と感じて、結局、人を避けてしまうケースが多いといっていいでしょう。

実は、**私自身も他人と接するのが恐怖でたまらない時期がありました。**

私の場合は視覚系脳番地が発達しすぎて、人の表情から多くの情報を取り入れてしまう傾向が強かったため、それらの情報を処理しきれなくなり、他人と会うのが怖くなってしまったのです。

「他人が怖い」という悩みを抱えている人は、かつての私のように、相手の顔をしっかりと見られない場合がほとんどだと思います。

これを克服していくためには、少々荒療治ですが、**できるだけ多くの人に会って、人の眼球の動きに慣れていく**ことです。こうすると自然に恐怖心が薄れていきます。

最初は怖くてたまらないかもしれません。そんなときは相手と別れた後に、その人の目の特徴に注目して似顔絵を描いてみるといいでしょう。こうする理由は、相手のことを冷静に捉えることができるようになるからです。

他人に対して恐怖を感じる一番の原因は、相手に関する明確な情報がないことです。ホラー映画を例に取るとわかりやすいのですが、何もわからない状態で見ているとすごく怖いのに、ネタばれしてしまうと一気に怖くなくなるということが起こります。

対人関係についてもこれと同じで、相手についての〝ネタばれ〟をつくっていくと怖くなくなっていきます。相手から「凶器を持っている」と宣言されるよりも、「持っているかもしれない」と思わされたほうが怖いのと一緒で、相手のことがわからないと恐怖は増幅していくのです。

ですから、どんなことでもいいので、相手に関する情報を仕入れていくようにしましょう。出身地でもいいですし、年齢や趣味でもいいと思います。相手が何者であるのかという情報が増えれば増えるほど、恐怖心はなくなっていくはずです。

人間の脳は、あいまいなものや不安定なものに関して、敏感に反応するということを覚えておいてください。

まずは「自分を好きになる」ことから

営業パーソンの脳を画像診断してみると、右脳の扁桃体やその周辺の感情系脳番地が発達していることがよくわかります。これは、普段から多くの人と会っている人に特有のパターンです。反対に、他人に対して恐怖心を持っている人は、この部分があまり発達していません。

人と接すれば接するほど、感情系脳番地が発達していくことがわかっているので、対人恐怖症を克服するには初対面の人とたくさん話す機会をつくってみることです。

たとえば、**コーヒーショップやレストランに行ったときに、お店の人としゃべってみる**こともおすすめです。買い物に行ったときにお店のスタッフと会話を交わしてみてもいいでしょう。この方法がよいのは、相手は接客が仕事なので、いきなり話しかけてもイヤな顔をされないという点です。

とはいえ、理屈ではわかっていても、どうしても人と話をしたり会ったりするのがイヤで仕方がないという人もいることでしょう。

このタイプの人は、他人と会うと自分自身が傷つくような気がすると感じる人が多いようです。そして話を聞いてみると、相手のことだけでなく自分自身についてわかっていないケースによく遭遇します。自分自身の気持ちを認知する能力は左脳の感情系脳番地なので、ここが未熟だと他人の感情に影響されすぎて「とにかく人に会いたくない」とかたくなになってしまうかもしれません。

右脳の感情系脳番地は人と会えば会うほど育っていく脳で、左脳の感情系脳番地は自分のことがわかればわかるほど育っていく脳と理解しておくといいでしょう。

人に会いたくないという感情が捨てきれない人は、自己愛を育てていくことで、自分に自信がつき、他人に対する恐怖がやわらぎます。

前述したように、自己愛を育てるには、朝起きたらまず自分の顔をチェックすることから始めてみましょう。肌の調子はどうか、クマができていないかなど、自分を入念に観察することを習慣づけてください。そうすることで、左脳の感情系脳番地を育てることができます。それができれば、対人恐怖はだんだん薄れていくはずです。

まずは自分のことを知る努力をし、自分に興味を持つようにしてください。

「キャラ」を演じる気持ちで

対人恐怖を軽減していく方法の1つとして、演劇を習ってみるということがあります。他人が怖いというのは、**臨機応変に振る舞えるキャラクター**が自分の中に存在しないからだと捉えてみるのです。

劇の中の役を演じるかのように、自分とはまったく異なる人格になり切る方法を覚えていきましょう。他人と話せるキャラクターを自分の中につくることができれば、役を演じるように人と接することができるようになるはずです。

演技は大げさだと感じるのであれば、他人と接触するのが上手な人たちのキャラクターをまねてみてもいいでしょう。どんな人とでも臆せずに話ができる同僚や知り合いがいれば、その人の話し方や行動を観察し、特徴をつかんで物まねをしてみるのです。

日本語で初対面の人と接するのは苦手だけれど、外国語でなら恐怖心を抱かずに話すことができるという人もいます。外国語を勉強することで外国人と話すことに慣れていき、徐々に人に対する怖さを取り除いていくという方法も考えられます。

相手のことが怖いというのは、相手を意識しすぎているということでもあります。先に自己愛の話をしましたが、相手のことが気になりすぎる人は、もう少し自分のことを気にするようにしてみてください。

自分のことにもっと時間を割き、じっくりと見つめ直してみましょう。健康診断を受けてみたり、エステに通ってリフレッシュしたり、ジョギングをしたりジムに通って体を鍛えてみるのもいいと思います。

とにかく自分のことを最優先に考えて自分磨きをしていくと、左脳の感情系脳番地が発達していきます。

自分自身のことに興味が出てくると、周囲の人のことはあまり気にならなくなってくるはずです。

周囲の目を気にする時間があるのなら、自己投資に時間とお金を費やしましょう。

第9章

「忘れっぽい」がなくなる脳の練習

若い世代の記憶力が急速に劣化

「とんでもない時代になったな」

こんなことを感じることがよくあります。

特に10代、20代の人たちと接する機会があると、しばしばそう感じます。その理由は、彼らの記憶力が急速に劣化していることがわかるからです。

先日、ドラッグストアで買い物をして領収書をもらおうとしました。

「但し書きには、なんと書きますか?」と聞かれたので、「医療用品と書いてください」と答えました。

すると、20代と見られる店員さんは、医療の「療」という漢字が書けずに動きが止まってしまったのです。

確かに、「療」という漢字は簡単ではないかもしれません。しかし、彼はドラッグストアで働いているのです。「療」という漢字は日常的に接するもので、書けるのが当たり前ではないでしょうか。

こういう現象が起きているのは、近年**「記憶する習慣」が破壊されたこと、つまりIT化、スマホ化のせい**だといって間違いありません。


デジタル社会が到来する前のアナログの時代、私たちは記憶力を頻繁に使う生活を送っていました。電話番号を覚えることもそうですし、知らない漢字を目にすれば、それを実際に書いて覚えるようにしていたのです。

こうしたことを繰り返し行うことで、私たちは脳に刺激を与え続けていました。

ところが、IT化、スマホ化が押し寄せてきた結果、こうした習慣は消えていくことになったのです。

「いまの天気」をネットで確認する人は要注意

私はいまでも漁師だった祖父のことをよく思い出します。祖父の生活を振り返ってみると、スマホの使用やデジタルとはかなりかけ離れたものでした。

たとえば、自分の感覚を気圧計の代わりにして海の荒れ具合を予測していました。経験から得られる自分の感覚を大切にし、いろいろな情報を用いて判断したのです。

実際のところ、それをしないと漁師として生きていくことはできません。

新聞やテレビを見れば、天気の情報を仕入れることはできますが、**自分が漁に出ていく場所の天候をピンポイントで知るためには、自分で判断する必要があった**のです。

「北西の雲が黒いから天候が荒れるよ」

「風の向きがこの後、必ず反対に変わって、その後は波が大きくなるからいまは海に行かないほうがいいよ」

天気予報を確認したわけでもないのに、祖父は海の様子を見ながら当たり前のように話していました。こうしたアナログな情報を自分の頭の中に取り込み、それを自分の脳を使ってデジタル的に分析して、正しい判断を下していたのです。

現在の状況は祖父のような脳の使い方とは、まったく異なる形になっています。外の世界からアナログ情報を自分で取り込もうとはせず、ＩＴの力によって直接デジタル情報を仕入れるようになってしまったのです。

それまでは自分の脳にデジタル的な処理をさせていたのに、いまではコンピュータがデジタル処理をしてくれます。

これにより**多くの人が自分の感覚で情報を仕入れ、脳を使って情報を解析する作業をやめてしまいました**。その結果、雪が降ってきそうな空模様なのに、ネットで確認しないと雪が降ってくると予想することができなくなってしまったのです。

これは、自分の脳の働きを信用しないということであると同時に、人間の脳が退化していることにほかなりません。

「忘れっぽい」という悩みは、いまやすべての人類が抱えるものになりつつあるのです。実に恐ろしいことだと思います。

いつもと違う道を歩いてみる

IT化、スマホ化の社会が構築されたことによって、今後は〝スマホ型認知症〟の患者が急激に増えてくることになるでしょう。

通常のアルツハイマー型認知症の発症要因は加齢ですが、**スマホ型認知機能低下は年齢に関係なく発症するのが怖い**ところです。

スマホのやりすぎで認知能力が低下し、認知症状が出ると、当然ながら物忘れもひどく目立ちます。出来事に対する記憶力も低下し、今日、何をしたかも忘れてしまうことがしばしば起こります。

認知症の7割を占めるアルツハイマー型認知症の人の脳を見ると、ほかの場所は衰えていないのに、記憶の形成・蓄積に深く関係する海馬だけ萎縮していることがわかります。

海馬の萎縮によって、記憶ができにくくなります。よくあるのが外出後、帰り道がわからなくなり帰宅できないケースです。記憶力の衰えにより、歩いた道を思い出せなくなるのです。

このような認知症になっていなくても、**物忘れがひどくなってきたなと思ったら、新しい情報を意識的に脳の中にインプットする**ように心がけてください。

視覚情報は特に脳を効率的に刺激するので、新しい環境に身を置き、目線を動かしながらこれまで見たことのない景色を眺めるといいでしょう。

散歩でいつもと違う道を歩くと、見たことのない花が咲いていることに気づくかもしれません。

電車の中でずっとスマホを見ているのはやめて窓の外の景色を眺めれば、新しいお店を見つけて「今度、行ってみようかな」と思うこともあります。

デジタルなスマホ環境から離れて、**自然の変化を直接目で取り込んで脳を刺激する**時間を積極的につくることを心がけてください。

景色は「記憶」に焼きつける

第1章でふれたように私自身、浪人2年目の当初は予備校と自室を往復するだけの変化のない生活をしていました。

しかし、電車に乗って高尾山を目指すという新しい習慣を1カ月ほど取り入れたことで、さまざまな景色を見て、これまでにない体験となりました。このことが私の海馬を刺激し、脳をよい方向へ導いてくれたのです。そして、いまがあるのは、それで**脳へのバタフライ効果が起こった**からだと考えられます。

こうしたことからもわかるように絶えず新鮮な情報を入れるメカニズムを、自分の脳の中に構築させていくことが大切です。「忘れっぽい」をなくすには、新しい情報を常に受けとめて、それを脳の中に取り込んでいく作業を繰り返す必要があるのです。

ところがいま、この作業をすべてパソコンやスマホに肩代わりさせてしまっているため、自分の脳を使う機会が激減しています。

たとえば、以前であれば、美しい景色が目の前に現れたら、それに感動し、目に焼きつけようとしたはずです。もちろん、写真も撮ったでしょうが枚数は限られていました。

いまはどうでしょう。**「美しい景色だ！」と思った瞬間、スマホを取り出して際限なくシャッターを押し続ける**のではないでしょうか。

その時点で、多くの人が「記録に残した」と感じて安堵してしまい、**自分の脳に焼きつける作業を怠ってしまう**のです。こうした行動パターンが、脳を活発に働かせる機会を奪っています。

目の前にきれいな桜の花が咲いていたとしましょう。こんな場面に遭遇したら、右脳の後ろに位置する視覚系脳番地をすぐに反応させ、「なんてきれいなんだ」と感動するのが正常な人間の心の動きです。

しかし、デジタル化社会にのみ込まれてしまうと、「きれいな桜だ」と感じた瞬間、まずはインターネットで検索し、「有名な桜」であることを確認した後でないと、その素晴らしさに心底感動できなくなります。

デジタル化の行きすぎは、人間性をも必要以上に破壊するといっていいでしょう。

大事なのは「見て、聞いて、肌で覚える」こと

これは私の持論なのですが、日本文化がこれだけ優れているのは、周囲の雰囲気や空気を読み、感覚的なものを大事にするという、きわめてアナログ的な生活様式に密着してきたからではないでしょうか。

欧米を中心とした諸外国では、基本的に言語化されたものに従って行動規範を決めていくという傾向があります。いちばんわかりやすいのはキリスト教の聖書です。西洋の人たちの道徳観の基礎は、文字化された聖書にあるといっていいでしょう。ところが、日本には日本人の行動の指針となるような文字化された書物の類が存在しません。

書かれたものがないという現象は、日本文化のあちこちで散見することができます。私がよくお伝えする例に落語家の話があります。

落語家になるには、師匠の弟子になって落語を覚えるという道を進むことになりますが、落語家になるための指南書があるわけではありません。また、師匠や兄弟子たちが手取り足取り稽古してくれることもないのです。

では、どうやって落語を覚えていくのでしょうか。師匠や兄弟子たちのそばに寄り添い、彼らの芸を間近で見ながら、自分なりにそれを取り込んで会得していくのです。

こうした技の伝承は職人文化を筆頭に、日本文化のいたるところに存在しています。ところがいま、こうした文化がないがしろにされていく傾向があるように感じます。これまで日本では「見て、聞いて、肌で覚える」という感覚が大切にされてきましたが、インターネットの登場によって師匠や親方の姿を見ながら学ぶことをせず、ネットにアクセスしてお手軽に学んでしまおうという流れが生まれてきたのです。

とはいえ、世の中はこれからもアナログ的な感覚を捨て、デジタル化していくことになるでしょう。

生物学的な観点からいうと、今後、**人の脳はますますデジタル仕様に進化して、一方でアナログ仕様の脳が後退**していくのではないでしょうか。

「日本スタイル」に回帰する

日本で暮らしている限り、脳のためにできることは山のようにあります。たとえば、習字をやってみるのも1つの方法です。

習字をすると、普段使わない筆を使って文字を書くことになります。慣れないことをするのは、脳にとって刺激になることを意味します。さらに、**お手本を見ながらそれをまねて書く作業は、視覚系脳番地へ刺激**を与えます。

日本人が育んできた文化は、記憶力がないと成り立たない文化と言い換えても過言ではないと思います。

四季がはっきりとしていることから、農作業をする際には季節ごとに必ず行わなければならない作業が存在します。これを忘れてしまっては収穫を得ることができません。こうした背景が、日本文化を独特のものにしていったのではないでしょうか。

季節の移り変わりを敏感に捉え、事前に準備を整えるのも日本の文化の特徴です。準備という点では、人に会いに行く前に必ず手土産を用意するのも、人と会う準備をしているといっていいでしょう。

準備をするにも記憶がないとうまくいきません。頭の中で事前に思い出すことができるからこそ、準備という動作に移ることができるのです。

欧米人と比べると、日本人のほうが認知症を発症しても進行しにくく、長生きしやすいというデータがあります。

日本文化の本質はアナログ志向であり、一見すると時代に乗り遅れているという印象を受けるかもしれませんが、脳をいつまでも健全に働かせるためには非常にすぐれたスタイルなのです。

便利だからといってデジタル機器に頼るのではなく、自分の脳をもっと使い、脳の活性化に努めてみてください。それが「忘れっぽい」をなくすための最善策です。

絶えず働かせれば、脳はフル回転する

記憶力を維持するには、さまざまな情報にふれ、複数の脳番地を自分で動かしていくことが重要です。ところが、デジタル機器を使うことに慣れてしまうと、適応能力の高い脳は自らの能力を駆使して記憶をする必要はないのだと思い込むようになります。こうした事態を避けるには、絶えず脳を働かせておかなくてはなりません。

以前、雑誌の取材を受けたときのことです。インタビュアーの方は、簡単なメモを取りながら私の話に耳を傾けていました。非常に珍しいケースだったので、いまでもよく覚えています。通常はＩＣレコーダで録音をする人がほとんどだからです。その後、書き上がった記事を読むと私が話したことがとてもよくまとめられていました。

あのインタビュアーは自分の脳をフル回転させ、私の話を脳の中に記憶として保存していたのです。元来備わっている**脳の力を最大限活用すれば、人の脳はＩＣレコーダのような働きを難なくこなしてしまう**ものなのです。

第10章

「コロナ後の劣化した脳」によく効く練習

8つの脳番地にどんな影響があったか

2020年の春から始まった新型コロナウイルスの感染拡大により、日本人の日常生活は大きな変化を強いられることになりました。この3年間は**脳の働きや脳の感度がどんどん鈍くなっていった**期間と捉えることができます。

私自身、コロナに感染すると患者さんに迷惑をかけてしまうので、感染リスクを抑えるため必要以上に行動を自粛せざるを得ませんでした。

こうした生活スタイルの変化は当然、脳の働きにも大きな影響を与えています。「文庫化にあたって」でもふれましたが、8つの脳番地にどんな影響があったのか、私なりの考えを紹介します。

もっとも影響を受けたのは、運動系脳番地と伝達系脳番地です。ほかには**感情系脳番地と視覚系脳番地**への影響も大きいでしょう。

見ることと動くことは脳の中では強い関連性があります。行動制限とは、まさに視覚系と運動系の脳番地を抑制することだったのです。

伝達系脳番地に関しては、オンラインでのコミュニケーションが増えました。ただ、オンラインでは必要不可欠な最低限の人的交流しか行われません。そのため、人の感情を受け取る右脳の働きが衰えたと考えられます。

また、人と会話をせず、黙っている時間が長くなると**聴覚系脳番地にも影響**があります。言葉を発することが少なくなると聴覚が弱まるのですが、それを補うためでしょうか、ラジオをよく聞くようになった人も多いようです。

思考系脳番地と理解系脳番地、記憶系脳番地は比較的影響が少ないと思われますが、それぞれにマイナス面もあります。

コロナ禍での生活環境の変化によって脳の働きが衰えてしまったことは間違いありません。しかし、**「1つの悩みやピンチを乗り越えることで脳は必ず成長」**します。

ピンチをチャンスに変える具体的な行動のヒント（脳の練習）を、8つの脳番地ごとに紹介していきましょう。

1日1個、小さな発見を手書きでメモする
――思考系脳番地を鍛える

思考系脳番地は人の意欲をかき立てる働きをしてくれます。そのときに重要になるのは、「選択肢」の数。行動の可能性や選択肢が広がれば広がるほど、人生は楽しくなり、働く意欲、生きる意欲も高まります。

新型コロナウイルスの感染拡大前、思考系脳番地は何も心配なく、いろいろなことを選択できました。**多くの選択肢から自由に選び取ることで、この脳番地は刺激を受け、鍛えられていった**のです。しかし、自粛生活で選択行動が抑制されました。結果、脳の働きが低下し、私たちは思考の力を落としてしまったのです。

しかも、脳はピンポイントで特定の場所の働きだけを落とすことが難しい仕組みになっています。「○○をしてはいけない」といわれると、その○○だけでなく「全部しなくなる」という選択をするのです。たとえば、「親指を使ってはいけない」といわれると、親指だけを使わないという行動は難しいため、より簡単な「手首から先を

使わない」という行動を選択する、ということです。

したがって、「会社に行ってはいけない」といわれると、脳は会社に行くことだけでなく、対人を意識して周囲の動きを気にしたり、人の雑談を耳にしたり、会社帰りに買い物をするなど会社に行くことに付随するいろいろな行動にも制限をかけてしまったのです。

だからこそ、ここで思考系脳番地を鍛える練習が必要になります。

そのためにおすすめするのが、「1日1個、新しいことを見つけて日記のようにノートに書き出す」ことです。**大事なのは、手書きで書くこと。**手で書くことで、新しい思考刺激になります。

書き出す内容は小さいことで構いません。「家から駅までの間に花屋さんができた」「コンビニで新作のカップラーメンが発売されていた」「行きつけのカフェに新顔のスタッフがいた」……そのレベルでOKです。

「新しい発見」を書くことを習慣にすると、常に「今日は何を書こうか」「新しいことはないか」と「考える」ようになり、日々、思考系が無理なく鍛えられるというわけです。簡単だけれど、大きな効果が期待できる「脳の練習」です。

「好きなもの」を探してみる

――感情系脳番地を鍛える

最近めっきり感動することが少なくなった。そういう方も多いでしょう。

コロナ禍での感情系脳番地へのいちばんの影響は、人とのふれあいが少なくなり、**対人関係における感情の起伏が減った**ことです。

さらに、人と接することが減ったため、喜怒哀楽などの感情の働きが鈍くなったことも挙げられます。

この脳番地に刺激を与える練習としては、「好きなもの探し」をおすすめします。

ふらっと見つけた画廊に入って好きな絵を探してみる、散歩に行った公園で好きな花を探してみる、インスタグラムで好きな建築物を探してみる、世界の絶景サイトで好きな風景を探してみる、ウインドウショッピングで好きなカバンを探してみる、雑誌を開いて好きな時計を探してみる……。

リアルでもネットでもいいので、自分の好きなものをどんどん探してみましょう。

これは、感情系脳番地によい影響を与えます。

人間の脳は右脳で他人の感情を受け取り、左脳で自分の感情をつくり出す働きをします。感情の働きが鈍くなったということは、この両者の感情系機能が低下した状態です。そこで、自分の好きなものを探すという行為を通じて、左脳の感情系脳番地に刺激を与えるというわけです。

ただし、コロナ禍で感情系脳番地の機能が低下しただけではありません。**新たな感情が芽生えたという〝効用〟**もあったのです。

たとえば、これまでは職場の飲み会につき合いで参加していたけれど、行動制限で飲み会がなくなり、断ることも容易になった、という人も多いでしょう。「必要もないのに仕方なく参加していたんだ」と実感した人もいるはずです。

このように「当たり前」とされていた感情が一掃されて、自分に合った生活スタイルを考え直すきっかけになったことが考えられます。

まわりに影響を受けすぎていると悩んでいた人も多いと思いますが、コロナ禍をきっかけに自分の生き方や人生の立ち位置を、そして自分の感情を、大事にして考え直すチャンスが生まれたともいえるでしょう。

自分をアピールしてみる
——伝達系脳番地を鍛える

オンラインが普及し、直接人と会い、自分から何かを発信するというコミュニケーションの機会が大幅に減ったことで、伝達系脳番地も働きがかなり抑制されました。オンラインでは自分の考えが相手にうまく伝わらず、イライラすることが多くなったという人もいるはずです。

私のクリニックに訪れる患者さんを診ていても、人と会って話すことによって生活のリズムを整えていた人たちは苦しい思いをしていることを痛感します。なかには、コロナ禍がなかったら大学をやめなかっただろうと思われる学生もいます。

たとえば、「大学が自分に合わない」といって入学後1年ほどして休学した学生がいました。彼はその後、結局学校をやめてしまいました。キャンパスに友だちがいたら、おそらく状況が変わっていて、サポートの手も差し伸べられたでしょう。

伝達系脳番地で使われるコミュニケーション能力は目で見たり、同じ空間を共有し

たりすることによる空気感をもとにするので、オンラインの場合、その場で勘を働かすことが難しくなります。

オンラインで打ち合わせをしているとき、皆、異なる空間にいるため、画面からは相手の空気感が何も伝わってこないのです。したがって、同じ空気を吸い、その場の空気から人間関係を読み取って察知するという能力は育ちにくくなります。

昨今は、直接会うことの価値や重要性が再認識される傾向も見られます。**難しい話は直接会ったほうがいいと脳が選択**し、結果的に直接会うことの価値が見直されている状況につながっているのかもしれません。

かといって、以前のようにすべて直接対面に戻ることはないでしょう。そう考えると、伝達系脳番地を人生の中でどう使って、どう育んでいくかは、これを機会に変化し、進化していく可能性があるでしょう。

伝達系脳番地の働きを回復する練習としては、**対面でのコミュニケーションや大人数で集まることが最大の刺激**になります。それがむずかしい場合は、インスタやユーチューブなどのSNSで自分をアピールすることも、衰えた機能を少しでも回復するという意味では有効だといえるでしょう。

昔、感動した映画や本から新たな気づきを得る
――理解系脳番地を鍛える

「最近、いいアイデアが思いつかない」「新しいことに興味がわかない」「人の話がスッと頭の中に入ってこない」と訴える方が増えています。そうした方は、理解系脳番地の働きが衰えている可能性があります。

アイデアとは理解系脳番地で生み出されるものです。理解系脳番地にはさまざまな情報を統合的に解釈したり、整理整頓したり、あるいは組み合わせたりする働きがあり、これらの働きは、まさにアイデアを生み出すプロセスにほかなりません。

ところが、日常生活において長く行動の抑制が課せられたことで、「想定外」が起こりにくくなり、理解系脳番地の働きも想定内の理解しか生まなくなります。その点で、**知らぬ間に理解系脳番地の理解の幅がかなり狭くなっている**のです。

たとえば、これまではみんながリアルに会議室に集まってブレインストーミングの形式で行っていた新商品のアイデア会議。時間は長引くことが多かったけれど、その

場で誰かがぽっと発した意外な一言から着想が拡がり、いい企画にまとまったということも多かったはずです。あるいは、Aという議題だったけれど、終わってみたらそこからBという新たなアイデアが生まれていたという経験を持つ方も多いでしょう。

一方、オンラインでの会議は、結論は早く出るけれど、雑談ベースから驚くようなアイデアが生まれにくいという方が多くいます。オンラインのコミュニケーションでは理解系脳番地の働きが不十分で、思いつきやひらめきが生まれるチャンスが減ってしまったからといえます。

では、理解系脳番地を刺激するにはどうすればいいか。

新しい理解への刺激という意味では「気づき」が効果的です。いままで気づいていないことに新たに気づくということは、大きな刺激になります。

新しい気づきといっても難しく考える必要はありません。昔、感動した本や映画を、もう一度読んだり見たりすることでいいのです。**昔の理解と現在の理解を対比することによって新しい気づきを得られる**からです。コロナ禍の中で、私も映画「バック・トゥ・ザ・フューチャー」を昔のことを思い出しながら見たのですが、忘れている場面も多く、理解系脳番地が刺激を受け、初めて見るような感動を覚えました。

体を動かす、眼球を動かす
——運動系脳番地を鍛える

コロナ自粛の3年間で、**人の健康寿命がかなり短くなった。**私はこう見ています。宇宙に行って無重力状態を体験すると運動機能があっという間に劣化することが知られていますが、それと同じことが長い時間にわたってゆるやかに起こったからです。コロナ自粛によって運動能力が衰えたことがデータで現れてくるのはこれからですが、その悪影響をどのようにして克服するのか。いま、私たちは新しい課題に直面している。まずそのことをご理解ください。

具体的には、リモートワークで自宅などで仕事を行い、散歩もあまりせず、外出が少なくなったことで、**抗重力筋を鍛える運動が大幅に減りました。**これが運動系脳番地に悪影響を与えたのです。

抗重力筋とは、重力に対抗して自分の姿勢を保とうとして働く筋肉のことです。背中やお腹、お尻、太もも、ふくらはぎなどの筋肉は、伸び縮みをしながら体のバランスを保っています。外出を控えたりして体を動かさなくなると、これらの抗重力筋が働く時間が少なくなります。体を動かさない時間が長くなると、抗重力筋同士のバランスが乱れてきます。特に座ったまま長時間、仕事を続けていると、下半身の抗重力筋を退化させ、抗重力筋同士のバランスが崩れます。

また、当然ですが、人の筋力は加齢とともに衰えます。外出を控えて座ってテレビなどを見ている時間が増えた高齢者は、下半身の抗重力筋の衰えが加速した恐れがあります。

運動系脳番地に関しては**マスクをしていることで酸素の取り込みが減った**ことの影響も大です。マスクをしていると自然と体が動かなくなるのです。

では、運動系脳番地を刺激するにはどうすればいいか。

これは「体を動かす」に尽きます。ゆるいストレッチ、筋トレ、ウオーキングでもなんでもいいので、体を動かす新しい習慣を最低1つ取り入れてください。簡単にできるのは新しい散歩コースを発見して、30分~1時間ほど歩いてみることでしょう。

意外と知られていないことですが、体を動かさなくなり、**運動系脳番地への刺激が減ったことは「目」にも悪影響**を及ぼしています。外眼筋の筋力低下が問題です。

目は左右6本ずつ12本の筋肉によって支えられており、それらの外眼筋によって眼球の動きがつくり出されます。眼球は筋肉によって動くのです。この目を動かす筋肉が劣化して衰えたことは、大きな負の要素です。

目を動かさなくなると、発想が豊かにならない、注意の転換ができない、気分の変換ができないなど、さまざまなマイナスが考えられますし、それによって気分が鬱々とする人も多くなっています。

パソコンやタブレットなど目の前のディスプレイしか見ていないと、目を動かす時間が大きく減ります。足腰だけでなく、眼球を左右に動かす筋肉が弱ったことも忘れてはいけません。そのため、**外眼筋を回復させるための筋トレ**が必要でしょう。たとえば、先に挙げた1日1時間程度、歩くことでも十分なトレーニングになります。外を歩くと自然と眼球を動かすことになりますから。

室内でなら、朝晩、あるいは昼にも上下左右に1、2分間、眼球を動かすようにしてください。1日3回、トータルで5、6分ぐらいが望ましいでしょう。

要するに、**同じところを見続けないようにする**ことが大事です。これは脳の練習だけでなく、スマホによる近視予防にもなることです。

「助詞」を強調して音読をする
――聴覚系脳番地を鍛える

リモートワークで黙々と仕事をする時間が長くなった、出社はするけれどほぼ誰とも会話せずパソコンに向かっている。こうした日常が続くと、当然、聴覚系脳番地の働きは衰えます。人と話をしなくなったため、**人の話に注意を向けることが減った**人も多いでしょう。

さらに、声を出して話をすることが少なくなり、自分の声をあまり聞かなくなった人も多いはずです。

自分の声を聞かなくなると何が起こるのか。

記憶力が落ちるのです。特に、人から聞いた言葉に対する記憶力が衰えます。

人は自分が話している声を聞きながら、「いま、声の調子が上がった（下がった）」というふうに自然と声を調節しています。これは、自分の声を聞くことによって、左脳の海馬が刺激されていることを意味します。

あまり声を出さない人を観察すると、人の話を聞くことで右脳側の聴覚系脳番地は発達していますが、左脳の聴覚系脳番地に衰えが見られます。しかも、同時に記憶系脳番地の働きも衰えていくのです。自分の声を聞くことは重要です。それが**「言葉の記憶」の生成に関与**しているからです。

聴覚系脳番地を鍛えるには、人と会話をすることがいちばんですが、1人暮らしであまり外出もしない。そんな人は誰かと話をする機会が少なく、自分の声を聞くことができません。では、どうすればいいのか。2つの練習法があります。

1つ目は、独り言をいってみることです。

独り言とは脳の仕組みからいうと、自分の記憶を反芻《はんすう》するために声を出して聞き、脳に入力していくという行為です。**声を出すことで自分の記憶の確認**をしているのです。

聴覚系脳番地の働きから考えると、ブツブツ独り言をいうのではなく、コミュニケーションのサポートになるような独り言が望ましいでしょう。

たとえば、テレビやラジオのニュースに対して、「このコメンテーターの発言は胸に刺さるな」「飲酒運転は悪いことだとわかっているはずなのに、どうしてやってしまうのだろう」など、**自分なりの感想をその場で声に出してみます。**そうすると、聴覚系脳番地だけでなく理解系や伝達系脳番地も刺激されて、より効果が高まります。

もう1つは音読です。手前味噌になりますが、２０２１年に出版した監修書『寝るまえ1分おんどく366日』（西東社）がロングセラーになっています。聴覚系脳番地に関しては、この音読がおすすめです。

私は音読で声を出すとき、**「脳科学音読法」**という助詞を強調する方法を推奨しています。

たとえば、「脳は使えば使うほど鍛えられる」という一文を音読するときは、「脳は」の「は」、「使えば」の「ば」、「使うほど」の「ほど」を強く、大きな声で読んでいきます。

言葉と言葉をつなぐ助詞を強調することで、単語の区切りが明確になり、前後の名詞や動詞が脳に残って記憶しやすくなるのです。自分の声をしっかり聞くため、ぜひ助詞を強調して音読してみてください。

毎日、決まった場所から空を観察する
——視覚系脳番地を鍛える

前述したように、体を動かすことと目で見ることは脳の働きとして強い関連性があります。動くことで、何かを見るという視覚系脳番地の働きも刺激されます。

コロナ自粛で家にこもる時間が長くなり、目新しいものを見る機会が減った。その習慣が継続している、という意味で、視覚系脳番地には受難の時代です。

パソコンやスマホがあることで、主に文字を読むのに使われる左脳側の脳番地への影響は比較的少なかったかもしれませんが、**右脳側の非言語系の脳番地の劣化は深刻**でしょう。

視覚系脳番地を鍛えるにはどうすればいいか。それは**観察**です。

たとえば、ネットの名画サイトでも画集を見るのでもいいので、好きな絵を探してみてください。絵ではなく写真でもOKです。そのとき、「どうして私はこの絵（写真）を好きなんだろう」という観点から見てください。

絵や写真によって視覚を通して自分の好みや感情に気づくことができるので、自己感情を育てることにもつながります。感情系脳番地とも関係してきますが、視覚的なもののほうが感情を刺激しやすいのです。

花や昆虫、金魚など、継続的に成長していくものを観察するのもおすすめです。わが家ではカブトムシを飼って、毎日観察しています。変化を観察することが視覚系脳番地の記憶とリンクするからです。

あるいは、毎日同じ場所から空を見ることもいい練習になります。

「今日のほうが太陽が高いところにある」「昨日より空が青い」など口に出してみることで、聴覚系脳番地の刺激にもなります。

視覚系脳番地は人間の生きる力、生命力とも深い関係があります。人は眠いとき、目を閉じ、起きたら目を開きます。視覚系というのは私たちの意識レベル、脳の覚醒に影響しているのです。

視覚系が生き生きしている人は元気があり、鬱っぽくなると視覚系の働きは低下します。**元気がないときややる気が出ないときに「目の保養」をすすめられますが、これは理にかなっている**のです。

新たな習慣を取り入れる
——記憶系脳番地を鍛える

記憶系脳番地へのもっとも大きい影響は、視覚的な体験が減ったために、右脳側にある非言語系の脳番地がかなり劣化したことです。**言語記憶に比べて体験記憶が減ったこともマイナス点**です。

また、認知症が世界的に悪化した点もきわめて重要な問題といえるでしょう。認知機能の低下とは、記憶の回路の働きが衰えたということです。日本でも、コロナ禍により高齢者向けの施設では面会やお見舞いができなくなったり、施設内外でのイベントに参加することもできなくなりました。こうして脳への刺激が減ったことで、多くの高齢者の認知機能が低下したと考えられます。

実はこれは高齢者に限りません。いま現役のビジネスパーソンにもいえることで、長引くコロナ禍の間に、**すべての人の認知症リスクが高まった**と、私は考えています。

この3年間は記憶系脳番地にとってまさに暗黒時代でした。脳が動きを止めると、

2、3週間でもその能力はあっという間に落ちていきます。脳の働きから見たら3年というのはとてつもなく長い期間なのです。

今後、コロナ禍で失われた認知機能、特に記憶系を中心とした認知機能を維持し、さらに少しでも右肩上がりに高めていくにはどうしたらいいのかという問題に直面するでしょう。

記憶系脳番地の衰えを回復するために、私がおすすめするのは、**ルーティンを見直し、新たなルーティンを日常に入れ込む**ことです。

毎日5分ストレッチの時間を入れる、あるいは朝1時間、散歩の時間を入れる、日曜日はソファでゴロゴロするのではなく、何か目的を持って1回は外出する。そうした1週間のメニューの確立をおすすめします。

さらにこの脳番地にとって重要なのは、人との交流を増やすことです。毎日誰かと話をする、自分以外の人と出会うことを心がけることも大切です。

もっと気軽にできることとしては、**ラジオやテレビで1日1人、興味のある人を見つける**ことも刺激になります。理想はリアルで出会うことですが、それがむずかしい場合にはテレビやラジオ、あるいはネットでの「出会い」も効果はあるでしょう。

脳内科医が実践する「脳の健康を保つルーティン」

前項で、ルーティンの見直しをおすすめしました。参考までに私のルーティンを紹介しましょう。

朝、起きるのは7時過ぎです。必ず7時間以上の睡眠を心がけているので、逆算して夜11時半には寝るようにしています。寝足りないときは、もっと早くに寝ることもありますし、**たとえ1日でも睡眠時間が乱れたら翌日に必ず元に戻す**ように注意を払っています。

軽い朝食をとり、シャワーを浴びて8時過ぎに家を出て、クリニックの開始まで1時間くらい散歩を兼ねて歩きます。

新しい発見をするため、**散歩コースは複数設定して準備**しています。いつも同じ道を歩くのではなく、ときどき変えることが脳の練習には大事です。

10時から診察が始まり、昼食をはさみ夕方6時半まで続きます。6時半からは面談や取材を1時間くらい。そのあとは夕食。もう少し早いほうがいいのですが、だいたい8時前後になります。

人の「体内時計」からいうと、**夕方6時以降は1日のうちでいちばん血圧が上がる時間です。つまり、1日でいちばんストレスが多い**ということです。その時間が過ぎると、脳からメラトニンが分泌されて寝る準備に入ります。

その体内時計にしたがい、最近は夜9時以降は仕事をしないようにしています。たまにメールを返す程度です。以前は夜中の2時や3時まで、それこそ体力が続く限り仕事をしていました。しかし、それだと結局は効率が悪いので、いまは**脳の健康のためにも1日のリズムをしっかり管理**しています。

寝る前のルーティンは次の日の準備ですが、ほとんど頭の整理です。私はノートにスケジュールを1週間単位で手書きで書いています。そして、寝る前にその日の昼間にこなした仕事を確認し、そのスケジュールに鉛筆で線を引いて消していきます。

私の夜のルーティンは、このように完了したスケジュールを消すことです。これは、

やったことを再確認して、その日の経験に基づいて次に何を行うかを確認していく作業です。

ルーティンというと、多くの人は「こなすもの」と捉えるかもしれませんが、私は「やった分だけ利益になっている」と考えています。

約40日間、滝に打たれた体験でも実感しましたが、毎日、天候も違えば、水量も違ったり、自分の体調も違ったり、食べるものも違います。同じ時間に同じことをやっていくと変化に気づくことができます。

環境の変化にも気づくし、自分自身の変化にも気づく。**1日のルーティンでもっとも重要なのは、自分自身の変化に気づくこと**なのです。

自分自身を観察し続けることは脳の活性化につながり、結果的に人生がラクになることにもつながります。

終章

脳を成長させ続けるには「選択肢」をたくさん持つこと

可能性を自らつぶさない

34歳のとき、私はそれまで勤めていた病院を辞め、脳の研究をするためにアメリカに渡ることを決めました。これは、私にとってその後の人生の行方を決めることになる大きな決断でした。

医師という安定した立場から離れることには、大きな不安がつきまといました。安定した収入を手放すことにも、当然、不安を覚えました。

それでも私は、ずっと興味を持ち続けてきた脳の研究をするため、アメリカに行くことを決断したのです。

アメリカに行く前、先輩から「自分の可能性をつぶさないようにしなさい」といわれたことがあります。その言葉はいまでもよく覚えていて、ときどき思い出すようにしています。

「未来の選択肢を自らの手でつぶし、行く手を狭めるようなことをしてはいけない」

そんな意味だったと私は理解しています。

まだ見ぬ未来の選択肢を減らしていくことは、安定した給料を失うよりも大きな損失になることがあるのです。

たとえ収入が減ろうとも、将来のオプションを減らさないことが、成長を続けていくうえで大切なことだと思います。

仮に窮地に陥ったとしても、そこから抜け出すことを考えることで、新たな道が開けてくるものです。その際に思い悩んだことは決してムダではなく、脳はその経験を貴重なものとして記憶してくれています。

後退したように見えても、実際は自分の成長に結びついていたというのはよくあることです。

たくさんの選択肢こそ最大の武器

第1章で述べたとおり、浪人生時代、私はひょんなことから滝に打たれに行くことになりましたが、この経験は確実に私の人生にプラスの変化をもたらしてくれました。

浪人生活も2年目に突入し、当初は「人生最悪のとき」と思い悩んでいましたが、振り返れば精神的な成長を果たすことができ、自分の将来について前向きに考えられるようになっていったのです。まさに「窮地」が私を大きくしてくれたといえます。

やはり大切なのは、**自分から行動を起こして物理的な状況を変え、これまでとは違った景色を見る**ことなのです。

最終的に、「窮地」をバネにしてポジティブな方向へ転換していくことができるようになった私ですが、そこにたどり着くまでの道のりは、決して平坦ではありませんでした。

事実、若い頃の私は何度も自ら選択肢をつぶし、自分の人生にブレーキをかけていました。

たとえば、高校に入学すると医学部へ行くことを目指すため、中学時代に力を入れていた陸上競技をすっぱりやめています。

中学校の県大会では優勝していたので、陸上部の顧問からは「高校でも陸上競技を続ければ、絶対に国体に行けるよ」といわれるほど、陸上競技に関して自信があったのですが、医学部に行くと決めてからは、陸上競技だけでなくすべてのスポーツから完全に距離を置くことにしたのです。

しかし、いま考えればこれは必ずしも正しい選択ではなかったと思います。

スポーツをやって体を鍛えたからといって、医学部へのチャレンジの道が閉ざされることはありません。むしろ頭と体をバランスよく使うことで脳が刺激され、もしかしたら勉学と運動の両方でいい成績を残すことができたかもしれません。

ところが、当時の私の考え方は狭くて小さなものだったのです。結局、スポーツをやるという選択肢をつぶす決断をしました。

選択肢を狭めることは、自らを苦しめることにほかなりません。

高校時代の私は、医学部進学という考えだけにとらわれ、そのことによって逃げ道をなくし、自分をどんどん追い込んでいくことになりました。あの場面で、陸上競技というもう1つの選択肢があれば、私はバランスよく両方の道を進んでいけたと思います。

やはり、**可能性はいくつも温存しておいたほうがいい**のです。

狭い考えに凝り固まっていると、結局、自分を苦しめていくことになります。

たくさんの選択肢を持っておくことが、「イヤな自分」から自分を解放する最高の武器となるのです。

仕事以外に「3つのこと」に興味を持つ

厚生労働省の発表によると、2020年の日本人女性の平均寿命は過去最高の87・74歳に達したそうです。一方、男性は81・64歳でした。

この数字を見るまでもなく、日本の女性は実に生き生きしています。

よくいわれることですが、男性の場合、定年退職を迎えると家にこもりがちになり、急に老け込んでいくようです。一方、主婦をしていた女性の多くは、60歳を過ぎても急に老け込むということはありません。

理由の1つに、主婦の方は歳を重ねるごとに人生の選択肢が増えることがあげられそうです。子育ても終わり、夫も退職したことで、背負ってきた家庭への責任が軽減され、それまで以上に外に向けて活動できるようになるのです。

一方、長年サラリーマン生活を送ってきた男性は、定年退職と同時に自らの選択肢を狭めてしまう傾向があります。

やはり、人生を豊かに過ごすためには、仕事以外のいくつかの選択肢を常に持っておき、できれば増やしていくことが大切なのです。選択肢の幅が広がれば、定年になっても活動的に過ごすことができ、脳の活性化にもつながっていきます。

私が実に興味深いと感じるのは、脳画像診断のためにクリニックを訪れる中高年期の男女の違いについてです。

女性の場合、その心配事は両親のどちらかが認知症になり、自分も認知症が気になって診断と今後の助言を求めに来られます。じっくり話を聞いていると、やりたいことがまだまだいろいろとあり、脳診断を受けて自分の脳に問題がないことを確認してさらに前向きに生きるために来院したという人ばかりです。これは、実に建設的な理由だといっていいでしょう。

ところが、男性は違います。彼らは最近物忘れがひどくなったとか、意欲がないという理由で奥さまに諭されて来られることが少なくありません。

男性の場合、年長になるにつれて会社での仕事の種類も限定され、選択の幅が狭まっていきます。そして定年を迎えると、仕事以外で「やれること」がなくなってしまい、気力が抜けてしまうのです。

この流れを変えていかなくてはなりません。

主に男性サラリーマンにとって、50歳以降というのは仕事を含めた人生の選択肢が減っていく状態にあります。こうした状況に陥るのを避けるには、40代の頃から本業とは別のことにも積極的に挑戦していくことが大切です。仕事一本やりでは、それがなくなったときに残るものがなくなってしまいます。

やはり、**常に仕事以外に2つ以上のことに興味を持ち、実際に時間を割いて関わっていくべきです。**

たとえば、週末は仕事とはまったく関係のないボランティアをやってみたり、地域の役員をしてみたりするといいでしょう。もしくは、将来の独立を考えて学校に通ってもいいと思います。

普段とは違うものにふれ、自分の選択肢を増やしていかないと、脳は決まった動きしかしなくなってしまいます。これを避けるためにも、仕事以外のことにも興味を持つようにすることです。

信頼できる相手がいる人の脳は「健康」

人間の脳は、人とコミュニケーションを取ることによって大きく刺激されます。反対に、社会的な孤立に自分を追い込むと脳が萎縮しやすくなります。

さらにいうと、周囲に信頼している人がいることで、人の記憶力は維持され向上していくことがわかってきました。

たとえば、具合が悪くなったときに助けを頼める人がいなかったり、困ったときに頼れる人がいなかったりすると、記憶力の劣化のスピードが加速してしまうのです。

自分の近くに親しい人がいないということは、自分の脳を刺激してくれる相手がいないということでもあり、そうなるとやはり劣化を避けることができません。

存在を意識する人がいたり、支え合う人がいるということは、脳にとっては非常に重要なことなのです。

したがって、仲のよいパートナーがいたほうがいいですし、パートナーがいない場合は、親密な人が身近にいたほうが脳の健康のためにはプラスになります。

孤立している高齢者は、認知機能が低下しやすく認知症を発症しやすいですし、健康寿命も短くなります。

人間は社会的な動物として脳を進化させてきたので、社会的な行動を取っていないとやはり退化していってしまうのでしょう。

頼られる側にとっても、頼ってくれる人がいるというのは脳によい刺激を与えます。誰かが自分によって支えられていると感じれば、その人の脳も刺激され、記憶力が高まっていきます。

こうした効果があるため、奉仕活動をしたり、ボランティアをするなど、人との関わりを持つと、何かしらの新しいアイデアを得られたり、元気になったりするのです。

人づき合いを面倒だなと感じることもあるかもしれませんが、**他人とのコミュニケーション抜きに脳を成長させることはできません。**

脳の発達のためにも、人とのふれあいを大切にし、社会的な孤立を避けるようにしてください。

玄関の靴を毎日そろえると何が起きるか

運動をしなくなると、必ず心身に不調が現れます。特によくないのが、不可思議な妄想を起こしてしまうことです。妄想状態がいつの間にか悪化して、それが人を動かす場合、殺人やその他の犯罪につながってしまうこともあるので注意が必要です。

妄想は現実感の少ない引きこもっている生活の中で生じやすく、頻繁に外に出て運動をしていれば、妄想にとらわれることがなくなってきます。

人間は、体を動かすことで脳を機能させ、考えることができるようになっているのです。ところが、**動いたり聞いたりすることをやめ、五感を使わなくなってしまうと、脳が暴走を始める**ことがあります。

こうしたことを避けるため、私がおすすめするのは、まず家の玄関の靴を毎日そろえることです。

玄関の汚れや靴の乱れは、家人の活動状況を表しています。靴をそろえることで、視覚系と運動系だけでなく記憶系の脳番地も使います。

次に、繰り返し紹介しましたが、外に出て体が疲れるぐらい歩いてみることです。ウオーキングは体に負担がないので、健康な人であれば誰でも実践できます。ウオーキングをする際には、「インターバル・トレーニング」の方法を導入するといいでしょう。

具体的には、一定の距離を決めて速度を上げて歩き、その後にとまって休憩することを繰り返すのです。

「速足、ゆっくり足、速足、ゆっくり足」というペースを繰り返してもいいでしょう。これをすることにより、体にオンとオフの循環を覚えさせていくのです。

外に出て新鮮な空気を吸い込み、前に進むたびに移り変わる景色を眺めるだけで、脳は自然と生き生きしてくるはずです。**その快感を存分に味わってみてください。**

人生がラクになる 脳の練習15の言葉

1

・自粛生活で「脳」は省エネ化を覚え、働きが限定化したため大きく劣化した
・元気な脳を取り戻すには、脳の働きを活発にする行動を意識的に取る必要がある

まずはこの点をしっかりとご理解いただきたいと思います。

2

「悩みがあっても、悩むことはない」
一見、矛盾した言葉のようですが、これが脳から生まれた悩みへの正しい考え方なのです。

3

いまから始める「腕立て伏せ」や「街のゴミ拾い」が、いずれ社会の変化を

もたらすだけでなく、自分の脳を大きく成長させることにつながる可能性があるというわけです。

4

部屋の中で眼球を左右に動かすだけでもいいので、とにかく自分の体の一部に動きを加えましょう。これだけで、やる気に変化が起こります。

5

「できない感」をなくす、日常的な脳の練習法を紹介していきましょう。
少々唐突かもしれませんが、おすすめはパンケーキを焼くという作業です。

6

何かモヤモヤしていてすっきりしないなと感じたとき、私はすぐにその原因を客観的に分析するよう自分に質問を投げかけます。
「どうしてそう感じるのか？」

「考えられる要因は何か？」
「この感情を排除するためには何をすることが必要か？」

7

脳は脳番地ごとに成長するので、脳の発育や発達状態が人によって大きく異なります。そのため、ある人にとっては簡単なことであっても、別の人には理解するのが難しい場合があるのです。

8

人が「決める」という作業をする際には、必ずしも思考系脳番地を集中的に使うのではなく、自分の脳の中でもっとも強い場所を使おうとします。

9

左脳の感情系の脳スイッチをオンにするために、「これから5分間だけ、イライラするぞ」とわざとイライラの感情を表に出してしまうのです。その後、スイッチをオフにして、イライラを一気に静めていきましょう。

10

相手のことが気になりすぎる人は、もう少し自分のことを気にするようにしてみてください。自分自身のことに興味が出てくると、周囲の人のことはあまり気にならなくなってくるはずです。

11

習字をすると、普段使わない筆を使って文字を書くことになります。慣れないことをするのは、脳にとって刺激となることを意味します。

12

1日のルーティンでもっとも重要なのは、自分自身の変化に気づくことなのです。

自分自身を観察し続けることは脳の活性化につながり、結果的に人生がラクになることにもつながります。

13

やはり、可能性はいくつも温存しておいたほうがいいのです。

14

人づき合いを面倒だなと感じることもあるかもしれませんが、他人とのコミュニケーション抜きに脳を成長させることはできません。

15

外に出て新鮮な空気を吸い込み、前に進むたびに移り変わる景色を眺めるだけで、脳は自然と生き生きしてくるはずです。その快感を存分に味わってみてください。

おわりに

「悩みをなくして、人生をラクにしたい！」

そう思って本書を取ったとき、あなたはもう「人生をラクにする第一歩」を踏み出しています。

人は、苦しくなったり、悩んだりしすぎると、同じ脳の回路をグルグルまわって、成長ができなくなってしまいます。それこそが「脳の悪いクセ」といえるでしょう。

「動きたくないな」「人に会うのが面倒だな」「なんとなく憂鬱だな」と思ったら、黄色信号です。そんなときは、この本で知った脳を動かす方法を使い、まず行動を起こしてみてください。

きっと脳が生き生きと動き出し、悩みから抜け出すことができるはずです。

この本を読んだことで、すでにあなたは新しい情報を得て行動に移したのです。

あとは、本書に書いてあることをヒントに、「人生をラクにする」行動を起こしてみてください。

こうした、「脳の練習」のきっかけは、なにも意識的なことばかりではありません。

たとえば、寝ているときに見た夢にも大きな気づきのヒントが隠れています。

実は以前、家族の者が「英語で寝言を話しているよ」というので、まさかと思っていたところ、その数日後、外国人を前に英語で話している夢を見ました。

実は、私はその数カ月後にパリの学会に出席する予定があり、その会場には大勢の外国人の研究者が出席します。日本で生活をしている私は、夢の中で「英語で話す脳番地」を鍛えていたのです。

このように脳の練習は、いつでも、どこでも、夢の中ででも始められます。

夢を見たら、すぐノートに書いてみてください。

未来に期待し、ワクワクして過ごすこと。それ自体が脳の練習なのです。

加藤俊徳

本書は２０１６年11月にＫＡＤＯＫＡＷＡから発行した『イヤな自分を１日で変える脳ストレッチ』を文庫化にあたって加筆修正、再構成、改題したものです。

日経ビジネス人文庫

人生《じんせい》がラクになる 脳《のう》の練習《れんしゅう》

2023年2月1日 第1刷発行

著者
加藤俊徳
かとう・としのり

発行者
國分正哉

発行
株式会社日経BP
日本経済新聞出版

発売
株式会社日経BPマーケティング
〒105-8308 東京都港区虎ノ門4-3-12

ブックデザイン
井上新八

本文DTP
ホリウチミホ（nixinc）

印刷・製本
中央精版印刷

Printed in Japan ISBN978-4-296-11551-8

本書籍に関するお問い合わせ、ご連絡は下記にて承ります。
https://nkbp.jp/booksQA